产科医生教你
轻松坐月子

王玉萍 主编

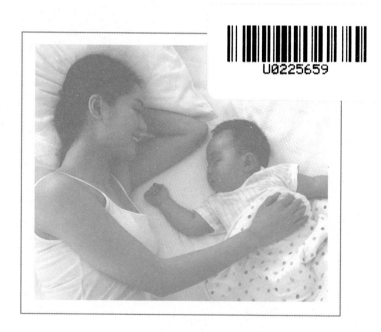

中国妇女出版社

图书在版编目（CIP）数据

产科医生教你轻松坐月子 / 王玉萍主编. -- 北京：
中国妇女出版社，2017.4
ISBN 978-7-5127-1137-2

Ⅰ.①产… Ⅱ.①王… Ⅲ.①产褥期—妇幼保健—基
本知识 Ⅳ.①R714.6

中国版本图书馆CIP数据核字（2017）第027155号

产科医生教你轻松坐月子

作　　者：	王玉萍　主编
责任编辑：	陈经慧
封面设计：	尚世视觉
责任印制：	王卫东
出版发行：	中国妇女出版社
地　　址：	北京市东城区史家胡同甲24号　　邮政编码：100010
电　　话：	（010）65133160（发行部）　　65133161（邮购）
网　　址：	www.womenbooks.cn
法律顾问：	北京天达共和律师事务所
经　　销：	各地新华书店
印　　刷：	北京通州皇家印刷厂
开　　本：	170×240　1/16
印　　张：	12.25
字　　数：	120千字
版　　次：	2017年4月第1版
印　　次：	2017年4月第1次
书　　号：	ISBN 978-7-5127-1137-2
定　　价：	29.80元

序 言

　　作为一名产科医生，最幸福的事情就是帮助无数家庭迎接新生命的到来，看着他们抱着宝宝幸福喜悦的样子，我觉得每一次辛苦的手术经历都是值得的。看着宝宝健康地来到妈妈身边，心中也倍感欣慰！

　　其实，宝宝的诞生对于每个家庭来说是一个新的开始。迎接宝宝的到来让年轻的父母激动不已，恭喜你们荣升为爸爸妈妈了！但是对于没有养育经验的爸爸妈妈而言，激动过后接踵而来的就是慌乱和不知所措。新生儿不知为何哭闹不止，怎么哄也哄不好；宝宝脸上不知为何长出了好多疹子；每天坚持母乳喂养为何新妈妈的乳房还是患上了乳腺炎；面对养育宝宝的各种问题，新妈妈一直很焦虑……我相信，每个家庭都会或多或少地遇到这些问题。

　　为此，我为新手父母们编写了本书，从妈妈产后护理和新生儿护理两个方面入手，全方位地告诉新妈妈坐月子期间需要注意的产后护理要点、产后护理保健方案、新生儿护理要点、新生儿护理宜忌，并教会新手父母轻松应对新生儿疾病，等等。本书的内容很实用，都是新妈妈在坐月子期间会遇到的问题，相信阅读完这本书之后，新妈妈不会再为如何养育宝宝而焦虑，也不会再为自己的身体而担心。同时，也希望每一位产妇的家人也能抽空阅读一下本书，毕竟照顾宝宝不是妈妈一个人的事情，而且新妈妈也同样需要家人的呵护和关爱。我希望每一位新妈妈都能轻轻松松坐好月子，这样才是养育宝宝的良好开端！也希望本书能够真正帮助每一个家庭。

书中不妥、错误之处，诚望读者指正！

目 录

02 顺产产妇护理要点 … 030

03 剖宫产产妇护理要点 … 040

06 产科医生教你应对产后常见疾病 … 096

下篇 | 宝宝篇

01 新生儿护理技巧 ··· 114

02 产科医生教你应对新生儿疾病 … 146

03 新生儿护理宜与忌 ··· 172

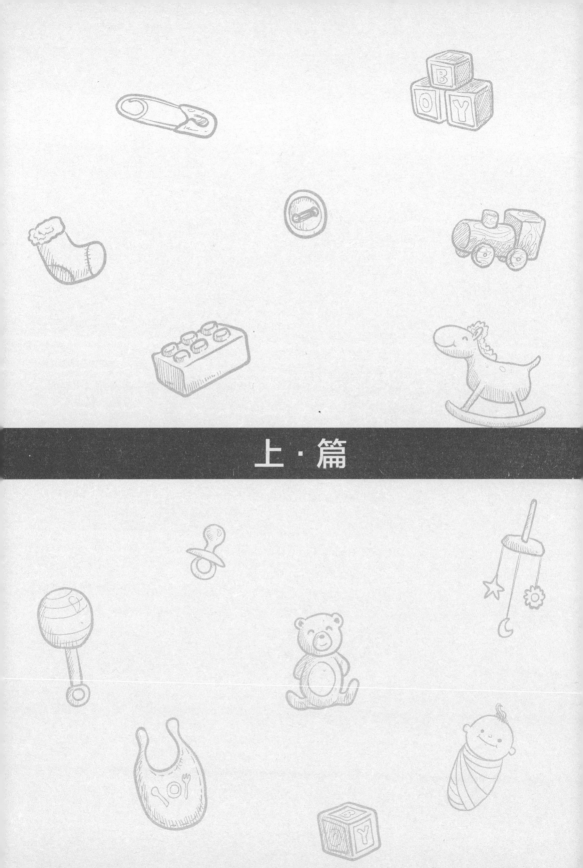

上・篇

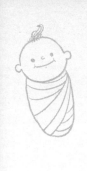
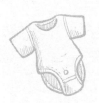

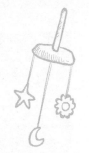
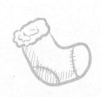
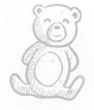
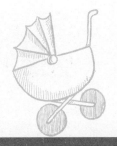

妈妈篇

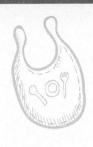

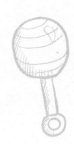
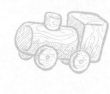
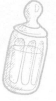

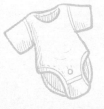

01 / 新妈妈 产后护理技巧

新生儿的正确抱姿

刚刚出生的宝宝身体小而柔软，这让很多刚刚为人父母的家长不知道该如何去抱宝宝，生怕弄伤了宝宝。其实，只要掌握一些要点，是不会对宝宝造成任何伤害的。

1.手托法

用左手托住宝宝的背、颈、头，右手托住宝宝的背部和臀部下面，完全支撑着宝宝的下半身。这一方法较多用于把宝宝从床上抱起和放下。

2.腕抱法

这是最常用的一种抱姿。将宝宝的头放在左臂弯里，肘部护着宝宝的头，左腕和左手护背和腰部，右小臂从宝宝身上伸过护着宝宝的腿部，右手托着宝宝的屁股和腰部。这一方法是比较常用的姿势。

3. 伏肩法

让宝宝紧靠大人的上胸部，同时让宝宝的头伏在大人的肩上，并且需要用手扶托着宝宝的后脑勺。

掌握了这三种最基本的抱法，家长还要注意，在抱起和放下宝宝的时候一定要注意把宝宝的头部托住。另外，新生儿不宜频频抱起，如果需要抱起，应以平抱为主，可采用角度较小的斜抱。对于爱吐奶的宝宝则应采取斜抱，这样可以防止吐奶或减轻吐奶的程度。

母乳喂养的正确姿势

新妈妈掌握了正确的哺乳姿势，会感觉舒适，乳汁流淌才会顺利；宝宝掌握正确的含接技巧，吃得不费劲，才会更爱吮吸母乳。这些都是成功实现母乳喂养的关键。

1.母乳喂养的正确姿势

无论把宝宝抱在哪一边，宝宝的身体与妈妈的身体应相贴，头与双肩朝向乳房，嘴处于乳头相同水平位置；还必须保持宝宝头和颈略微伸展，以免乳房压迫鼻部而影响呼吸，但也要防止头部与颈部过度伸展造成吞咽困难。哺乳时妈妈手的姿势也很重要，妈妈一手怀抱宝宝，一手握住乳房，拇指在上方，另外四根手指头捧住下方，形成一个"C"

字。注意手指头要离开乳晕一段距离。

2.妈妈感觉舒服的哺乳姿势

妈妈可以坐在有靠背的椅子上，脚下放一个小凳子，抬高膝盖。准备3个枕头，后背垫一个，膝盖上放一个，抱宝宝的手臂下再垫一个，这样，妈妈抱宝宝哺乳就不会弄得腰酸背痛，手酸脚麻。另外，现在市面上有售授乳枕也非常好用。

3.让宝宝吃奶不费力的姿势

用手臂托住宝宝，宝宝的脖子靠在妈妈肘弯处，妈妈的前臂托住宝宝的背部，手掌托牢宝宝的小屁股。把宝宝的身体整个侧过来，面对着妈妈，肚子贴肚子。在这里可以告诉新妈妈一个要点：让宝宝的头、脖子和身体成一线，这样宝宝吸吮、吞咽就会比较顺当。

4.帮助宝宝含住乳晕

用手指或乳头轻触宝宝的嘴唇，他会本能地张大嘴巴，寻找乳头；用拇指顶住乳晕上方，食指和中指分开夹住乳房，用其他手指以及手掌在乳晕下方托握住乳房；趁着宝宝张大嘴巴，直接把乳头送进宝宝的嘴巴，一旦确认宝宝含住了乳晕，妈妈赶快用手臂抱紧宝宝，使他紧紧贴着妈妈；稍稍松开手指，托握住乳房，确认宝宝开始吸吮。

5.剖宫产妈妈可选择的哺乳姿势

把枕头、棉被等叠放在身体一侧，高度靠近乳房下缘，让孩子躺在棉被上，腿向后、头向前，妈妈用胳膊夹抱宝宝上身，让他胸部紧贴妈妈胸部，嘴巴含住乳房就可以开始哺乳。

产后早开奶

开奶是宝宝出生后妈妈第一次喂奶，是母乳喂养成功的关键。现在提倡"三早"，即早接触、早吸吮、早开奶。

1.早接触

早接触是将新生儿断脐后就放在妈妈的胸前，直接与妈妈的皮肤接触，并让新生儿吸吮乳头。这时的新生儿正处在觉醒兴奋状态，会非常认真地吸吮，不管是否会吸出乳汁。这样有利于建立牢固的母子关系，对孩子安全感的建立和好性格的培养也都有益处。

2.早吸吮

宝宝的吸吮动作还可以反射性地刺激母亲的子宫收缩，有利于子宫的尽快复原，减少出血和产后感染的机会，更有利于妈妈早日康复。新生儿可通过吸吮和吞咽促进肠蠕动及胎便的排泄。

3.早开奶

一般来讲，在出生1小时之内，经过医生检查没有问题就可以给孩子哺乳了。早开奶有利于母乳分泌，不仅能增加泌乳量，而且可以促进乳腺管通畅，防止胀奶及乳腺炎的发生。早喂奶使宝宝得到更多的母爱，能尽快满足母婴双方的心理需求，使宝宝感受到母亲的温暖，减少了宝宝来到人间的陌生感。因为初乳营养价值很高，特别是含抗感染的免疫球蛋白，对多种细菌、病毒具有抵抗作用，所以尽早给新生儿开奶，可使新生儿获得大量球蛋白，增强他的抗病能力，大大减少宝宝肺炎、肠炎、腹泻等的发生率。

预防乳头皲裂

乳头皲裂是哺乳期乳头发生的浅表溃疡，常在哺乳的第1周发生，轻者仅乳头表面出现裂口，严重的会局部渗液渗血，日久不愈反复发作易形成小溃疡，处理不当还会引起乳痈。

1.产后乳头皲裂的原因

乳头内陷或过小，使婴儿吸吮困难，吸乳时用力过大发生乳头损伤；哺喂不正确，未把乳头及大部分乳晕送入婴儿口中；过度地在乳头上使用肥皂或乙醇干燥剂之类刺激物；乳汁分泌过多，外溢侵蚀乳头及周围皮肤，引起糜烂或湿疹；婴儿口腔运动功能失调或口腔有炎症，在哺乳过程中将乳头咬破。这些都可能导致新妈妈乳头皲裂。

2.预防乳头皲裂的方法

经常用干燥柔软的小毛巾轻轻擦拭乳头，以增加乳头表皮的坚韧性，避免宝宝吸吮时发生破损。

乳头下陷或扁平会大大影响哺乳，应该积极纠正。每次擦拭乳头时，用手轻柔地将乳头向外捏出来；或用手指轻轻将乳头向外牵拉，同时捻转乳头，再用70%酒精擦拭乳头。待乳头皮肤坚韧后，就不再容易发生内陷。

新妈妈应养成良好的哺乳习惯，每天定时哺乳，每次哺乳时间不宜过长，15～20分钟即可。每次喂奶前后都要用温开水洗净乳头、乳晕，包括乳头上的硬痂，保持干燥、清洁，防止乳头及乳晕皮肤发生裂口。

如果裂口疼痛厉害，可暂不让宝宝吸吮，用吸奶器及时吸出奶水，或用手挤出奶水喂宝宝，以减轻炎症反应，促进裂口愈合。

产后乳汁分泌不足的原因

产后乳汁不足、乳汁甚少或全无，不能满足宝宝的需求，称为产后缺乳或无乳，多发生在产后数天至半个月内，也可发生在整个哺乳期，发生率占30%左右，并有上升趋势。产后无乳大致由以下原因引起：

1.精神方面

新妈妈精神紧张、焦虑不安、失眠恐惧、心情不畅、夫妻关系不融洽、家庭不和睦等，这些不良因素均可反射性地抑制乳汁分泌，造成产后缺乳。

2.身体方面

产后失血或产后外邪侵袭滞留等，均可致乳络停滞不通，乳汁不下。

3.饮食方面

产后多吃味厚、辛辣刺激的食物容易导致产后瘀血阻滞，引起乳汁不通。

4.哺乳方面

哺乳方法不当，或者开奶过迟，未能按需哺乳等都可能导致乳汁分泌不畅、乳汁分泌减少甚至全无。

如何促进乳汁分泌

无论是什么原因引起的乳汁不足，首先都要鼓励新妈妈，使其对母乳喂养充满信心，情绪乐观，虽然奶量少，也要坚持按时喂奶。

1.自信是母乳喂养成功的关键

提前了解母乳喂养的好处和人工喂养的缺点，坚定母乳喂养的信心；同时了解泌乳机制：乳汁的产生是大脑皮层支配下受神经-内分泌调节的结果，因此做好心理调适，保持愉悦心情，相信自己肯定能母乳喂养成功。

2.吸吮能促进乳汁分泌

通过宝宝的吸吮，能有效地刺激母亲的激素分泌，继而促进乳房内腺体分泌乳汁。另外，新生婴儿在母亲怀内吸吮，能增加母子之间的默契，这种微妙的情感也会增加母体乳汁的产生。

新妈妈要采取正确的喂养频率，对新生儿的喂哺应该做到"按需喂养"。当宝宝哭闹、有吃奶意愿的时候，就应该及时哺喂。

有些新妈妈在胀奶的时候，喜欢用吸奶器吸出乳汁，然后再用奶瓶喂宝宝。但如果还没考虑给孩子断奶就采用奶嘴，容易让宝宝产生"奶嘴依赖"，因为吸吮奶嘴比吸吮乳头更容易吃到乳汁，这样会继而放弃费劲地吸吮母亲乳头。随着宝宝吸吮刺激的减少，母亲分泌的乳汁会逐渐减少，甚至停乳。

3.多吃些催奶食物

在保证营养均衡的同时，也可多吃些催奶食物，比如鲫鱼汤、猪脚煲花生米、木瓜等，能在一定程度上帮助乳液分泌。

4.起居合理

新妈妈保持心情愉快并保证充足睡眠会有利于乳汁的分泌。

母乳是否充足的判断方法

在判断母乳是否充足时，妈妈要细心观察宝宝的各种反应，还可根据自己的乳房满胀来判断。

1.根据宝宝的表现来判断

首先，可以根据宝宝吃奶时下咽的声音来判断母乳是否充足。宝宝吸吮时，能听到连续吞咽声，有时随着宝宝的吸吮，奶水还会从宝宝的口角溢出；如果乳汁稀薄，喂奶时听不到咽奶声，即是乳汁不足。

其次，宝宝吃奶后的满足感也是判断母乳是否充足的一项参考指标。如吃饱后宝宝对妈妈笑，或者不哭了，或马上安静入眠，说明宝宝吃饱了；如果吃奶后还哭，或者咬着乳头不放，或者睡不到2小时就醒，都说明奶量不足。

最后，就是宝宝大小便的次数。宝宝每天尿8～9次，大便4～5次，呈金黄色稠便，这些都可以说明奶量够了；如果母乳不够的时候，尿量不多，大便少，且呈绿色稀便，妈妈就要增加哺喂的次数。

2.根据妈妈乳房的满胀来判断

母乳是否足够，妈妈自己也可通过乳房的满胀情况来判断：乳房如要撑爆一般地胀，有乳汁从乳头不间断地溢出的满胀感；喂奶时有下奶的感觉，喂奶后乳房变软。

上述两种情况都有，或者只有其中一种情况，都说明母乳是足够的。如果两种现象都没有，而且乳房还回到了怀孕前大小，说明母乳已经不足。

另外，乳汁的质量与产妇的膳食有密切关系，产妇应膳食均衡，还要多喝汤水，这样才能保证乳汁质量。

产后乳汁不足怎么办

新妈妈产后乳汁不足的原因有很多。例如，新妈妈精神紧张、焦虑不安、失眠恐惧、心情不畅、夫妻关系不融洽、家庭不和睦等，这些不良因素均可反射性地抑制乳汁分泌，造成产后缺乳；身体方面，如产后失血，或产后外邪侵袭滞留等，均可致乳络停滞不通，乳汁不下；饮食方面，产后不注意饮食安排，爱吃味厚、辛辣刺激的食物，导致产后瘀血阻滞，也容易引起乳汁不通；哺乳方法不当，或者开奶过迟，未能按需哺乳等都可能导致乳汁分泌不畅、乳汁分泌减少甚至全无。

对于新妈妈产后乳汁不足的问题，要具体情况具体分析，找到原因之后进行相应的调理。

1.增加泌乳量的方法

哺乳前3～5分钟做乳房热敷；哺乳前和哺乳中做乳房按摩；每日轻柔地牵拉刺激乳头和乳晕；频繁地哺乳和挤奶，一天8～12次；哺乳和挤奶时，可伴以轻松的音乐，创造轻松的环境，有利于乳汁的分泌。这些都是帮助新妈妈分泌乳汁的方法。

新妈妈掌握正确的哺乳方法也很重要，正确的哺乳方法是：让宝宝含住乳头和乳晕的大部分。还有，心态很重要，新妈妈应调节好心态，保证充足的休息和睡眠。新妈妈要有强烈的哺乳意愿，愿意让宝宝常吸吮，坚持哺乳能够增加泌乳。

2.均衡饮食，建立规律饮食

少吃生冷食品，注意补充水分，多喝鲜鱼汤、鸡汤、鲜奶、温的果汁等汤汁饮品。每天都要吃包括糖类、脂肪、蛋白质、维生素、矿物质五大营养素，其中要特别注意钙质与铁质的吸收，可从奶类、豆制品、瘦肉、血制品、肝脏等中获取。

另外，宝宝在出生后1小时内就要开始吸吮乳头，宝宝的吸吮会使妈妈的乳头神经末梢受到刺激，会通知大脑快速分泌催乳素，从而使乳汁大量泌出，还可助子宫收缩，减少产后出血，加快子宫的恢复。

哪些宝宝需要混合喂养

一般情况下，妈妈都想纯母乳喂养，但有些妈妈由于一些客观原因不能每顿都给宝宝喂奶，这时候妈妈可以购买合适的奶粉进行混合喂养。孩子出现以下症状时就需要考虑进行混合喂养了：

1.母乳不充足

观察宝宝在日常生活中的表现，可以看出母乳是否足够，如果宝宝吃不饱，则需要添加配方奶粉。

2.宝宝体重增加缓慢

留心宝宝体重增加情况，体重增加情况可以反映母乳的喂养是否充足，也可以作为是否给宝宝添加奶粉的依据。如果宝宝每周体重增长不足125克，或在满月时体重增长不足500克，就说明宝宝吃不饱，需要进行混合喂养。

3.产假结束后

有的妈妈在产假结束后，需要重新回到工作岗位，不能继续给宝宝全母乳喂养，这时候也需要混合喂养。

在添加配方奶粉后，建议妈妈不要立即停止母乳喂养，尤其是母乳分泌不足的妈妈，要增强自信，继续母乳喂养，在宝宝不断的吸吮中，泌乳量还有可能继续增加。

4.混合喂养的两种方法

方法1：每次哺乳时，先喂5分钟或10分钟母乳，然后过一会儿再用配方奶粉来补充不足部分。

方法2：根据乳汁的分泌情况，每天用母乳喂3次，其余3次或4次用配方奶粉来喂。

混合喂养时，如果想长期用母乳来喂养，最好采取第一种方法。因为每天先用母乳喂，不足部分用配方奶粉补充的方法可相对保证母乳的长期分泌。如果妈妈因为母乳不足，就减少喂母乳的次数，就会使母乳量越来越少。第一种方法比较适用于母乳不足而有哺乳时间的妈妈；第二种方法适用于无哺乳时间的妈妈。

哪些宝宝需要人工喂养

有少部分宝宝患有一些先天性疾病，不适合吃母乳，这时候的宝宝就需要妈妈用配方奶粉进行人工喂养。

1.患半乳糖血症的宝宝

宝宝如果患有半乳糖血症，不能母乳喂养。半乳糖血症是先天性的酶缺乏症，由于酶的缺乏，母乳中的乳糖不能很好地代谢，会生成有毒的物质，有毒物质会影响神经中枢的发育，从而导致宝宝智力低下、白内障等。这时候妈妈可以为宝宝选择不含乳糖的特制奶粉进行喂养。

2.患苯丙酮尿症的宝宝

患有苯丙酮尿症的宝宝，同样不能母乳喂养。宝宝由于酶的缺乏，不能使苯丙氨酸转化为酪氨酸，造成苯丙氨酸在体内的堆积，这会干扰脑组织代谢，从而导致智力障碍、毛发和皮肤色素的减退。这种情况下，妈妈可以给宝宝买专供苯丙酮尿症宝宝食用的特制奶粉。

有的宝宝早产或患有唇腭裂，没有吃奶的能力，需要妈妈用滴管、小勺或杯子进行人工喂养。

3.患枫糖尿症的宝宝

宝宝如果患有枫糖尿症，也不能母乳喂养。患有枫糖尿症的宝宝，最主要的是要控制蛋白质的摄入，因此不能母乳喂养，妈妈可以为宝宝选择蛋白质含量较低的特制配方奶粉进行喂养。

乳房胀痛、乳头疼痛的护理方法

乳房胀痛主要是因为乳汁大量分泌，乳腺开口处不是很通畅，乳汁储存在乳腺中造成的，严重者腋下淋巴结也肿胀疼痛。乳头疼痛的原因大多与宝宝的不正确含吮乳头有关，掌握正确的哺乳姿势是预防乳头疼痛的关键。

1.正确的哺乳方法

哺乳前，新妈妈取舒适的体位，用湿热的毛巾敷乳房和乳晕3~5分钟，同时按摩乳房，以刺激排乳反射，使乳晕变软，便于婴儿含吮。

注意将乳头及乳晕的大部分含入宝宝的口腔中，这样才有利于宝宝的吸吮动作压迫乳晕下面的乳窦挤出乳汁。还要注意变换宝宝的吃奶位置，以减轻宝宝吸吮对乳头的刺激。

要中止喂奶时，新妈妈应用食指轻轻将宝宝的下颌按压一下，宝宝会自动吐出乳头。千万不要强行将乳头拉出，这样会损伤乳头。

2.乳房胀痛的哺乳护理方法

为避免乳房过于胀痛不适，在产后3~4天内不要喝过多的肉汤。胀痛时最好用合适的乳罩悬托乳房，以利于血液循环，使疼痛减轻。为疏通乳腺管可以用手按摩，按摩的方法是：由乳房的四周向乳头的方向轻轻按摩，可以自己操作或由他人协助；也可用干净的木梳背蘸些润滑油，从乳房的四周向乳头的方向按顺序滑动。然后让宝宝吸吮乳头或用吸奶器将乳汁吸出，使乳腺管通畅。乳汁排出后既可避免乳汁淤积，乳房胀痛也会明显减轻。当每个乳腺都通畅后，挤压时乳汁可呈线状喷出，宝宝不用很费力地吸吮，短时间内即可满足其需要。

3.乳头疼痛的哺乳护理方法

新妈妈如果已发生乳头皲裂，哺乳后再挤出一些乳汁，涂抹在乳头和乳晕上，并待其自然干燥。穿戴宽松的内衣和棉质胸罩，必要时放置乳头罩，以利空气流通，促进乳头皲裂愈合。

如果乳头疼痛剧烈难忍，可暂时停止母乳喂养24小时，但应当将乳汁挤出，用奶瓶或小杯和小匙喂宝宝。

如有乳头破溃，除注意保持乳头清洁、干燥外，裂伤轻的仍可继续哺乳，裂伤重的要及时去医院处理。如果需要涂擦药剂，喂奶前应将药液清洗干净，然后采用乳头罩间接哺乳，直到痊愈后方可直接哺乳。

产前每晚入睡前用对侧手掌顺时针方向按摩双侧乳房，可以使乳腺组织大量增加并促进胸部血液循环，增加产后泌乳功能，防止产后乳房疾病的发生。

感冒了还能喂奶吗

一般来说，在新妈妈出现疾病症状之前，宝宝多半就已经接触到新妈妈身上的病毒了。这时候新妈妈如果继续让宝宝吃母乳，他就能够从新妈妈的母乳中获得抗体，这比停止喂奶的好处要大。

给宝宝喂奶时，新妈妈要戴上口罩，以防病毒通过唾液飞沫传染给宝宝；抱宝宝和接触宝宝的用品之前，一定要先把手洗干净。另外，不要直接对着宝宝打喷嚏。

新妈妈不必因为感冒而把母乳挤出来用奶瓶喂给宝宝。如果新妈妈使用吸奶器、奶瓶等物品，宝宝接触病毒和细菌的机会，可能会比让他直接吃妈妈的奶更大。当然，如果感冒让新妈妈很难受，不方便直接给宝宝喂奶，新妈妈不妨把母乳挤出来，让家里其他人用奶瓶喂给宝宝。

生病了怎么给宝宝喂奶

新妈妈如果生病了，应该根据病情考虑是否暂停哺乳、减少哺乳，或者是终止哺乳。

1.暂停哺乳

新妈妈一时患了感冒发烧、急慢性传染病、败血症，或急性腹泻较重，或乳头开裂严重、有乳腺炎症、有乳腺脓肿而无法哺乳，可在患病期间暂停哺乳，但每日应按时挤出乳汁，以免以后无奶。

乳头开裂、乳腺炎或乳腺脓肿的新妈妈，最好症状稍微缓解后，即应尽早让宝宝吸吮乳汁，以免乳汁淤积加重乳腺炎症，因为宝宝频繁有力地吸吮或用吸乳器将乳房内的乳汁吸空，可以有效防治乳腺炎。

2.减少哺乳

对于患有较重贫血、消化吸收差的新妈妈来说，哺乳可能会增加自己身体的负担，此时如果加强营养还是不见效，脸很苍白、体弱无力，要适当考虑不哺乳或减少哺乳，给宝宝加以牛奶喂养，即采用混合喂养（一半母乳喂养，一半牛奶喂养）或人工喂养（完全牛奶喂养）。

3.终止哺乳

如果新妈妈患有活动性肺结核、严重的心脏病或肾脏病、糖尿病、肝炎等消耗性疾病和严重急慢性疾病，均不宜给婴儿哺乳，只能放弃哺乳；患癌症、精神病也该终止哺乳；患有艾滋病或HIV呈阳性的新妈妈，由于病毒可能会通过乳汁传染给宝宝，所以也必须禁止给宝宝哺乳。

夜间哺乳的技巧

夜里是生长激素分泌旺盛的时候，所以要保证充分的休息，不要频繁打扰宝宝，喂奶次数也要尽量减少，让他逐渐养成白天玩耍、夜里休息的作息规律，这样父母的负担也会减小很多。

新生儿一般夜间吃奶间隔时间不能超过1小时，这样做除了促进母乳分泌外，还可以避免新生儿低血糖的发生。1个月以后，宝宝夜间吃奶的时间间隔可以延长，如果宝宝不醒，可以不叫醒喂奶。

哺乳期用药原则

近年来，随着母乳喂养率的提高，人们对授乳的妈妈用药是否会对宝宝造成危害越来越关注。哺乳妈妈生病时如果随便服用药物，药物会随乳汁进入宝宝体内，就有可能引起宝宝发生药物不良反应，所以，新妈妈用药要谨慎。

在同类型药物中尽量选用对母婴危害较小的药物，如卡那霉素和庆大霉素能引起婴儿听神经损害，可改用青霉素类和其他毒性较小的抗生素。

不是非用不可的药物尽量不用。如果是必须使用的药物，应在临床医师指导下用药，并密切观察宝宝的反应。如果妈妈必须用药，但该药对婴儿的安全性又未能证实，应暂停哺乳，改用人工喂养。

尽量减少联合用药，减少辅助用药。

在哺乳后立即用药，并适当延迟下次哺乳时间，有利于婴儿吸吮乳汁时避开药浓度的高峰期。

避免使用禁用药物，如必须应用应停止哺乳。

抗生素类药、磺胺类药、抗甲状腺制剂和碘剂、降血压类药、抗疟疾类药、解热止痛类药、避孕类药、抗结核类药、镇静安眠类药等，都是哺乳期间不宜服用的药。

产后伸腕肌腱炎和腕管综合征

在分娩时，新妈妈皮肤毛孔、关节打开，加之产后气血两虚，容易使风寒滞留于肌肉和关节中；又因照顾宝宝，或者出了月子后做家务，使得肌肉关节受到损伤，易引起伸腕肌腱炎和腕管综合征。

伸腕肌腱炎引起的疼痛以大拇指和手腕交界处最为明显，特点为腕部酸痛或疼痛，握拳或做拇指的伸展动作时，如写字、拿筷子、举杯子及拿奶瓶等疼痛加剧，在手臂上可以见到条索状肿胀物，如不及时休息和治疗，疼痛会日益加重。

腕管综合征是手臂正中神经在腕管内受到发炎肿胀的肌腱压迫，引起手指疼痛麻木。新妈妈开始仅表现为刺痛，经常在睡眠中痛醒，然而活动一下手指疼痛会很快消失，但若不及时治疗，数月后还可能会出现手掌内外肌肉萎缩。

为避免产后伸腕肌腱炎和腕管综合征的发生，新妈妈在月子里不要着凉，保持卧室里的干燥，不要潮湿，温度不可太低；月子里洗浴时应注意水温，时间不要过长；照顾宝宝和做家务时不要过于劳累，当手腕和手指疼痛时必须注意休息；月子里新妈妈要少吃酸辣食物，以免加剧疼痛；疼痛时应及时去就医，千万不要自行用力按摩疼痛处。

春天坐月子需要注意什么

春季坐月子妈妈是否可以到室外活动，要根据妈妈自身的体质而定。体质好的妈妈可在产后两周到室外走一走，但要在风和日丽的好天气时到室外活动，时间不宜过长，以不感到疲劳为宜。

1.房间要注意通风换气

在气候适宜的春季，爸爸需要为母子俩创造一个良好的室内环境，最重要的当然是不要吸烟了。每天要定时开窗换气，让早春的新鲜空气进入月子房，让大人孩子呼吸到宜人的空气。

室温一般应保持在20℃～24℃，湿度在60%左右比较合适。但也要根据气候灵活掌握，妈妈感到环境很舒服，宝宝也会感到舒服的。

2.不吃燥热、辛辣、油腻的食物

春季可以适当吃些新鲜的蔬菜。尽管补养很重要，最初几天还是吃些清淡、易消化、营养丰富的食物为好。可多喝些汤类。

产妇身体消耗大，卧床休息多，还要给婴儿喂奶，油炸、油腻食物及辛辣饮食容易加重便秘，也会影响乳汁分泌，或通过乳汁刺激婴儿诱发湿疹、腹泻等疾病。如果配以适量的新鲜蔬菜、水果，有益于产妇身体复原和哺乳。

3.应多饮水、多喝汤

春季空气比较干燥，尤其是北方，月子妈妈要注意多饮水，母乳喂养的妈妈更应保证充足的水分，这样不仅可补充由于空气干燥过多丢失的水分，还可以增加乳汁的分泌。

4.注意预防传染病

春季是传染病多发季节，妈妈要注意休息，避免过多接触外来人员。另外，宝宝虽然在母体中获得了免疫能力，但刚刚离开妈妈子宫保护的新生儿抵抗力是有限的，成人呼吸道中的微生物可能成为新生儿的致病菌，使新生儿患呼吸道感染。

夏天坐月子需要注意什么

产后新妈妈的身体比较虚弱，免疫力降低，与正常人相比更容易生病，因此要多加小心。但如果天气炎热的话，也要根据自身情况适当减少衣物，千万不要受传统习俗的影响，一味地多穿、多盖，从而导致中暑。

1.月子里如何穿衣

衣服应该选择棉制的材质，既保暖又吸汗。产后，最常见的身体现象就是出汗多，俗称"褥汗"，尤其是以夜间睡眠和初醒时最为明显。因此，新妈妈的衣物一定要选择纯棉的、透气性好的。应该穿长衣长裤，穿薄的棉袜子，尤其是淋浴后。

睡衣要宽松，必要时可以穿着袜子睡觉。有些新妈妈在清醒的时候会十分小心，可是一旦睡着了就会蹬被子，很容易着凉，最好的办法就是穿着睡衣和袜子入睡。

衣物一定要勤洗勤换。产后多汗，有时不到半天衣服裤子已经湿透了。千万不要怕麻烦，要多准备一些内衣内裤和贴身的衣物，一旦感觉不舒服马上换下来，避免着凉。

2.月子如何吃

从流食慢慢过渡到正常的饮食。产后，消化系统的功能需要一段时间才能恢复，因此，产后几天可以选择一些比较容易消化的食物。可以从粥、面条过渡到稀饭，然后再吃米饭和面食。

适当饮用红糖水，补铁、利尿。红糖的铁含量很高，还含有多种微量元素和矿物质，能够促进恶露排出，防治尿失禁。不过，饮用过多会导致新妈妈出汗更多，体内盐分流失。因此不宜饮用时间过长，最多不要超过10天。

产后两周避免大鱼大肉。在肠胃功能恢复之前可以将鱼、肉熬成汤食用，两周之后再食用肉类。不过比较油腻的汤也要谨慎食用。

3.坐月子该怎么活动

产后尽早下床活动，但不宜过于劳累。自然分娩的产妇产后8小时左右就可以下地行走，做过会阴切开术的产妇，在12小时后可以下地。剖宫产的产妇头6小时内应卧床休息，12小时后可翻身，24小时后可下床慢慢活动。

可以外出晒太阳，接受日光浴。新妈妈可以到户外接受日光浴，半个小时就足够了。这时可以选择半袖衫和长裤，适当地裸露一些肌肤，有助于接受紫外线照射，使体内产生维生素D，促进钙的吸收。

产后新妈妈需要一定的时间适应新的生活，因此在月子期间最好谢绝亲戚朋友的探望，这样也可以避免人多使室内空气污浊，或带来细菌和病毒，威胁到妈妈和宝宝的健康。

秋天坐月子需要注意什么

秋季气候变化多端，忽冷忽热，就容易感染风寒。在秋季，稍微开窗通风是可以的，但要注意风不能直接吹头，特别要避免门窗打开的过堂风。可以将一个方向的门窗打开，将对面门窗关闭。如果风很大，有产妇居住的房间内尽量不要开窗，以免受风。

1.秋天坐月子要注意滋补适宜

产后饮食不宜大补。滋补过量的妈妈易患肥胖症，从而引发多种疾病。妈妈肥胖还可以造成乳汁中脂肪含量增多，最终导致婴儿的肥胖或腹泻。

禁食寒凉、辛辣之物。生冷多伤胃，寒凉则血凝，恶露不下，会引起产后腹痛、身痛等诸多疾病。产后失血伤津，多阴虚内热，故葱、姜、大蒜、辣椒等辛辣大热的食物应忌食。如果进食辛辣的食物，不仅容易引起便秘、痔疮等，还可能通过乳汁影响婴儿的肠胃功能。

蔬菜、水果不可少。新鲜的蔬菜和水果不仅可以补充肉、蛋类所缺乏的维生素C和纤维素，还可以促进食欲，帮助消化及排便，防止产后便秘的发生。

2.秋天坐月子要注意室内温度和湿度

秋季白天气温较高，室内的温度也会上升。如果温度适宜，注意保持室内空气清新就可以了；如果气温稍高，就应当轻微开窗通风，以使室温合适。一般秋天有两个特点：风和燥。刚分娩后的妈妈由于身体较虚，应当避免在通风处乘凉。

适当的室内湿度不仅可以使妈妈舒适，对于新生宝宝更是重要。由于宝宝的皮肤很娇嫩，干燥的空气会对他造成伤害，适当的湿度对于宝宝的健康非常有益。秋天风多，产妇一旦到室外去，一定要戴顶薄帽，以免受风感冒。

3.秋天坐月子要注意休息、活动两不误

由于秋天温差较大，应该注意及时更换衣服。中午较热的时候可以适当少穿，但仍应穿长裤和较薄的衣衫，穿布袜和平底布鞋。产褥期本来出汗就多，不要再特意加衣服，以免大量出汗，反而容易感冒。

秋天天气虽然已经变凉，但在医院仍偶尔会见到中暑的产妇，原因就是过于保暖。如果本身褥汗很多，就应该增加食物中的盐含量，以保证体内电解质的平衡。晚上温度比较低，不要开窗睡觉，并且注意加盖适当厚的被子，以保暖不过热为度。晚上起来喂哺婴儿的时候，不要因为过急而不穿衣服，以防受凉。

冬天坐月子需要注意什么

冬季空气干燥，容易引发过敏性疾病，所以要注意通风。即使天气寒冷也应每天开窗换气至少20分钟，尤其在房间里使用电或煤等取暖用品时，更需要经常开窗换气。开窗时妈妈和孩子可以先转移到别的房间

里，待房内的温度回升后再回来。不要让风直吹妈妈和宝宝。通风一般20～30分钟，每天1～2次。

1.注意个人及环境卫生

勤洗头发、勤剪指甲。洗头时要用温热的水来洗，洗完后要注意及时擦干，以免着凉。

保证口腔卫生。要用温水来刷牙漱口；使用的牙刷要选择软一点儿的；学会正确的刷牙方法，保护牙周健康。

2.注意劳逸结合

刚分娩的新妈妈在产后需要进行适当的运动，保证气血流通。要注意卧床休养与适宜的活动相结合，在冬天不宜出门的话，可以选择在床边和房间内慢慢走动，并练习一些产后体操。这样既可以尽早恢复体形，也可减少便秘的发生。

3.保持适宜的温湿度

室内的相对湿度要控制在55%～65%，坐月子的屋子一般来说温度要保持在22℃～24℃为好，因为太冷容易让妈妈和宝宝着凉，患上感冒甚至肺炎，太热也不利于妈妈身体恢复。在冬天坐月子时需要对妈妈和宝宝照料得更细致一些。

4.补充营养时别忘了补钙

怀孕后期以及产后3个月,新妈妈体内钙的流失量较大。特别是北方天气寒冷,在冬季坐月子不可能开窗晒太阳,这样就不利于钙的合成和利用。妈妈缺钙会减少母乳喂养婴儿钙的摄取,影响婴儿牙齿、头发和骨骼的正常发育。哺乳期一旦母体钙代谢出现负平衡,而产后又不注意补钙,不良状况可延续到分娩后2年,对孩子的影响更加深远。

02／顺产产妇护理要点

自然分娩产后24小时活动原则

　　一般情况下，产后没有异常的新妈妈，在产后8小时左右就可以下地行走；做过会阴侧切手术的新妈妈，在12小时后开始下地；24小时后，只要身体允许，基本上所有的新妈妈都可起床活动，产后尽早站立可减少膀胱和肠道疾病，加快体力恢复，也可减少住院时间。

　　产后及早下床活动有助于身体恢复，需要注意的是，下床时起身不要太猛，否则易产生体位性低血压，造成虚脱、晕倒。

顺产产妇会阴侧切后伤口的护理

会阴侧切后新妈妈要注意卫生，避免感染，同时尽量避免伤口开裂。会阴侧切后，医生会对伤口进行缝合，一般情况下4天左右拆线。如果使用的是可吸收的肠溶线无须拆线，可慢慢吸收。伤口1个月左右恢复，产后需要注意对伤口进行护理。

1.伤口恢复中的护理

① 保持正确的卧位：如为左侧切应采取右侧卧位或仰卧位，以免恶露污染伤口。

② 保持外阴清洁、干燥：及时更换卫生巾；24小时内配合护士做会阴冲洗2次；大小便后应使用流动水冲洗会阴；便后擦拭时应从前向后擦，以免污染伤口。

③ 适当做缩肛运动，以促进盆底组织、会阴组织及产道恢复。

④ 保持大便通畅，以免伤口裂开。排便时最好采用坐式。有的新妈妈不敢解大小便，怕会阴侧切伤口裂开，正常情况下是不会发生这种问题的，不必因此而压制大小便。

⑤ 拆线后，如恶露还没有干净，仍然应该坚持每天用温开水冲洗外阴2次；此外，拆线后伤口内部尚不牢固，最好不要过多地运动，也不宜做幅度较大的动作。

⑥ 性生活一般在产后2个月左右恢复，为避免恢复后的肌肉组织被牵扯，可使用润滑剂。

2.伤口恢复的特殊情况

如果伤口出现以下情况，一定要及时告知医生处理：

① 缝合后1～2小时伤口部位出现严重疼痛，而且越来越重，甚至出现肛门坠胀感。

② 产后2～3天，伤口局部出现红、肿、热、痛等症状，有时伴有硬结，挤压时有脓性分泌物。

③ 伤口拆线后裂开。

3.饮食调理

自然分娩后1周内，最好进食少渣饮食，如牛奶、藕粉、蛋汤、米汤、稀粥等半流质食物，以防形成硬便难以排出，影响会阴伤口的愈合。便秘时可以多吃些香蕉，有利于通便。同时注意多补充蛋、瘦肉，以促进伤口修复；还要多吃新鲜青菜和水果，多喝猪蹄汤等汤饮，除细粮外应吃些粗粮，不吃辛辣及刺激性食物。在伤口未愈合前要少吃鱼类，鱼中含有的有机酸物质具有抑制血小板凝集的作用，不利于伤口的愈合。

应促进子宫尽快恢复

在胎盘娩出后，子宫圆而硬，子宫底在脐下1指。在产后第1天，子宫底稍上升至与脐平，以后每日下降1厘米～2厘米，至产后10天完全降入骨盆腔内。不过，子宫完全恢复至产前大小需要4周以上，而胎盘附着部位的子宫内膜完全恢复至少需要6周。在此期间如果胎盘附着部位因子宫复旧不良出现血栓脱落，可引起晚期产后出血。

在妊娠期，由于腹壁受子宫膨胀的影响而长期牵拉，造成腹部弹力纤维断裂，腹直肌呈不同程度的分离，所以产后新妈妈腹壁明显松弛，需要靠健身来恢复，腹部紧张度的恢复约需要6～8周。腹壁原有的紫红色的新妊娠纹会逐渐变成银白色的旧妊娠纹。

为促进子宫尽快恢复原状，建议新妈妈这样做：

1.尽量采取侧卧姿势

卧床休息时尽量采取左侧卧位或右侧卧位的姿势，避免仰卧，以防子宫后倾；如果子宫已经向后倾曲，应改变姿势，做膝胸卧位来纠正。

2.适量下床活动

产后6～8小时，新妈妈可以尝试坐起来，第二天就应试着下床活动，帮助子宫复原和恶露排出。

3.及时排便

膀胱过胀或大便积压会压迫子宫，不利于子宫的恢复。

4.选择母乳喂养

宝宝的吸吮刺激会反射性地引起子宫收缩，加强激素分泌，促进子宫复原。

5.注意阴部卫生

生殖道感染会影响子宫恢复。

自然分娩妈妈的复原操

自然分娩后的恢复运动，可以帮助子宫收缩，促进血液循环，促使性器官复原，增加母乳的分泌，还可以起到美容作用，可有效恢复新妈妈的身体。取得医生许可后，要在他们的指导下进行运动。配合体力的恢复，从轻微的运动开始，逐渐加大运动量。做操前应排尿、排便。以不感到疲劳为限，慢慢地反复地做。发烧时不要做，饭后不要做。

1.第1天

胸式呼吸运动
仰卧，屈膝，脚掌平放在床上，双手轻轻放在胸口上；

慢慢地深吸气，再把肺里的气排空，吸气时放在胸口上的双手要自然分开；

每2～3小时做5～6次即可。

脚部运动

仰卧，双手放在两侧，腿伸直，脚跟着地，脚尖伸直；

脚尖向内侧屈曲，双脚的脚心像合在一起似的，两脚掌相对，脚尖向外跷；

每日早、中、晚各做1次，每次10下。

2.第2天

腹式呼吸运动

仰卧，屈膝，双手放在肚子上；

深吸气，让肚子鼓起来，稍微憋一会儿，然后慢慢地呼出，使肚子瘪下去；

每2～3小时做5～6次即可。

抬头运动

撤掉枕头，双腿并拢伸直，一只手放在肚子上，另一只手放在旁边；

抬起头来，要让眼睛能看到肚子上的手，一呼一吸后复原；

每只手各做5次，共计10次，一天可以做几回。

足部运动

双腿并拢，脚尖伸直，用力弯曲脚脖子，绷紧腿部肌肉，膝盖不要突起，呼吸两次，恢复原状。每日早、中、晚各做1次，每次10下。

接着第一天的脚部运动做；左脚脚尖伸直，右脚脚脖子弯曲；两只脚交替做；每日早、中、晚各做1次，每次10下。

手指运动

伸直手臂，握拳，然后把手尽量张开。每天做10次。

3.第3天和第4天

腹部运动

仰卧，双手放在背下，身体和床之间留个缝隙；

不要停止呼吸，慢慢绷紧腹部肌肉（使身体和床的缝隙变小），一天做5次。

骨盆运动

后背平躺在床上，双手放在腰部；

保持双膝伸直的状态，右腰挺起，左腰收回。坚持1～2秒钟，再恢复原状；

每天早、晚两回。每回左右侧交替各做5次。

绷腿运动

脚尖交叉，上边的脚轻轻地叩打下边的脚两三次。然后绷紧腿部肌肉，两腿内收，猛然绷直到脚尖；

保持此状态呼吸一次，再缓缓放松，恢复原状；

在倾斜骨盆运动后进行，左右各做5次，共计10次。

手部运动

手腕放松，上下晃动；

每日可做数次，每次10下即可。

4.第5天和第6天

抬腿运动

仰卧，屈膝，脚掌平放在床上；

屈髋，使大腿与床面呈直角，呼吸一次；

抬腿，使大腿更加靠近腹部；

大腿恢复到与床面呈直角的位置，小腿伸直，一呼一吸后放下；

每天早、晚两回。两腿交替各做5次。

按摩上肢运动

用手掌和手指从上到下揉搓胳膊的外侧，然后用相同的要领揉搓胳膊的内侧。

扭动骨盆运动

仰卧，屈膝，脚掌平放在床上，手掌向下平放在两侧；

双腿并拢，先向右倒，呼吸一次后，再向左倒；

接着做抬腿运动。每日早、晚两回，左右各5次。

举落手臂运动

仰卧，双手平伸，深呼吸；

一边呼气，一边把两手上举，在胸部上方，手掌合拢，再吸气，同时手臂恢复原状；

每日可做两回，每回5次。

自然分娩后的心理恢复

分娩后，新妈妈体内的雌激素、孕激素水平会急剧下降，常常导致情绪不稳定，有不少新妈妈出现烦躁、焦虑、郁闷、爱哭等情绪问题。据欧美国家统计，初产妇在产后第4天到第10天常出现为期1周的情绪抑郁，发生率要占初产妇总人数的1/3～1/2。据国内统计，约有50%～70%的初产妇在产后变得情绪低落、容易哭泣、遇事焦虑、注意力难以集中，健忘、悲伤、失眠、对婴儿过于担心，但因为这种病态心理一般仅持续短短的1周，所以容易被人们忽视。

产后抑郁是一种良性产后精神障碍，一般不需药物治疗。为了产妇的身心健康，应加强产妇在围产期的精神卫生保健，帮助产妇正确认识和处理各种困难，以良好的心态对待分娩、产褥和哺育婴儿。丈夫的关心和支持、家属的密切配合可以使新妈妈尽快走出抑郁的困境。

预防产后足跟痛

足跟痛是足跟一侧或两侧疼痛，不红不肿，但行走不便，又称脚跟痛。是由于足跟的骨质、关节、滑囊、筋膜等处病变引起的疾病。

在怀孕期间，孕妇的体重迅速增加，足部也会增大，这时产妇没有选择适合自己的鞋子，这是引起产后足跟痛的一大原因。妈妈在月子里没有适当地下地运动，足跟脂肪垫会出现退化现象，同时会出现脂肪垫水肿、充血等现象，也会引发行走足跟痛的症状。

为避免产后足跟痛，新妈妈在产后一定要注意足部保暖，穿袜子，穿护脚趾、脚后跟的鞋子。产后3个月内不要穿高跟鞋和硬底鞋，穿凉鞋、拖鞋时最好穿上袜子。

另外，产后要充分休息，但并非长时间卧床。产后如无特殊情况，应及早下床活动、散步，并做些产后保健操等运动。这样既能避免发生足跟痛，又有利于产后身体恢复。

如果出现了足跟痛的症状，可对疼痛部位热敷，或在医生指导下进行其他物理治疗。

03 / 剖宫产产妇 护理要点

重视伤口的护理

据统计，我国的剖宫产率达到40%以上，有的地方（特别是一些大城市）剖宫产率更高，甚至达到80%以上。所以，剖宫产之后的护理成为新妈妈非常关心的问题。

剖宫产大部分的切口位置都是横切在腹部的下方，伤口约10厘米~12厘米。剖宫产的伤口愈合约需要1周，在这段时间新妈妈一般都还在住院，医护人员会观察伤口的变化。如果医生发现切口有肿痛，常会采用红外线照射等理疗方式进行处理。伤口的完全复原需要4~6个月。

1.做好消毒清洁，不要沾水

定时更换伤口的纱布和药，更换时要先用卫生棉球蘸取75%的酒精擦拭伤口周围，进行消毒。

伤口未愈合前不要沾水，产后2周新妈妈最好不要洗澡（恶露未排干净之前一定要禁止盆浴，同时每天需冲洗外阴1~2次），以免水污染伤口，引起感染发炎，可以用湿毛巾擦拭身体以缓解不适。

2.避免拉扯伤口

现在剖宫产的伤口一般都是横切，应特别注意行动、动作要温和，少做身体后仰等动作，咳嗽或大笑时要用手按住伤口两侧，以免拉扯到伤口。

3.伤口不适的处理

剖宫产的新妈妈产后如果伤口有较多渗液流出，要及时告知医护人员处理。如果已经出院，可以用高渗透性的盐水纱布引流，并用盐水冲洗，同时增加换药次数，渗液严重时要去医院治疗。

剖宫产后伤口发痒是正常现象，不要用手去抓挠，可以用无菌棉签蘸75%的酒精擦洗伤口周围止痒。

由于手术后麻醉药作用消失，一般在术后数小时伤口开始剧烈疼痛。为了能够很好地休息，使身体尽快复原，可请医生在手术当天或当夜使用一些止痛药物。在此之后，对疼痛多做一些忍耐，最好不要再使用药物止痛，以免影响肠蠕动功能的恢复。一般来讲，伤口的疼痛在3天后便会自行消失。平卧位是对子宫收缩疼痛最敏感的体位，所以剖宫产后应采取侧卧位，使身体和床成20° ～30° ，或者将被子或毛毯垫在背后，以减轻身体移动时对切口的震动和牵拉痛。

4.多吃有利于伤口恢复的食物

伤口愈合需要大量的营养支持，产后要保证营养，促进伤口愈合的主要营养素有蛋白质、锌、铁以及B族维生素和维生素C等，新妈妈可以进食以下食物来补充：含优质蛋白质和B族维生素的鱼、鸡、鸡蛋，含锌丰富的海带、木耳，含丰富维生素C的苹果、橙子、草莓等。

剖宫产后24小时活动原则

剖宫产后头6小时内，新妈妈应卧床休息，12小时后可多翻身，24小时后要及时自行排尿，1周内一定要及时排便，1周后可适当锻炼。剖宫产后需要特别照护的事项，要给予特别注意，不要忽视：

1.产后6小时内

产后卧床休息时头偏向一侧平卧，不要垫枕头，这样可以预防硬脊膜外腔麻醉方式带来的术后头痛，还可以预防呕吐物的误吸。

及早哺乳可以促进子宫收缩，减少子宫出血，使伤口尽快复原。

2.产后6～24小时

现在麻药劲儿基本已经过去，新妈妈会感觉到腹部伤口的疼痛。如果伤口疼痛得厉害，可以请医生开些处方药，或者可以使用镇痛泵缓解痛苦。

12小时后，在家人或护士的帮助下改变体位，多翻身、多动腿。术后知觉恢复后，就应该进行肢体活动，24小时后应该练习翻身、坐起，并下床慢慢活动，促进伤口愈合，增强胃肠蠕动，尽早排气。

剖宫产的新妈妈需要在手术前插上导尿管，一般在产后24小时拔掉，拔掉导尿管后3～4小时，新妈妈要努力让自己排小便，以尽快恢复身体相关肌肉群功能，如果排便困难要及时咨询医生。

另外，应勤换卫生巾，保持清洁卫生。

剖宫产后的复原操

剖宫产后头1周应以呼吸运动为主，伤口愈合后可做肢体运动。

1.产后深呼吸运动

① 仰卧，两手贴着大腿，将体内的气缓缓吐出。

② 两手往体侧略张开平放，用力吸气。

③ 一面吸气，一面将手臂贴着床抬高，与肩膀呈一直线。

④ 两手继续上抬，至头顶合掌，暂时闭气。

⑤ 一面吐气，一面把手放在脸上方，做膜拜的姿势。

⑥ 两手手掌互扣慢慢往下滑，同时吐气，手渐渐放开恢复原姿势，反复做5次。

2.下半身伸展运动

① 仰卧，手掌相扣，放在胸上。

② 右脚不动，左膝弓起。

③ 将左腿尽可能伸直上抬，之后换右脚，重复做5次。

3.腹腰运动

① 平躺，家人辅助以左手扶住妈妈的颈下方。

② 辅助者将妈妈的头抬起来，此时妈妈暂时闭气，再缓缓吐气。

③ 辅助者用力扶起妈妈的上半身，妈妈保持吐气。

④ 妈妈上半身完全坐直，吐气休息，接着再一面吸气，一面慢慢由坐姿回到原来的姿势，重复做5次。

剖宫产后的心理恢复

剖宫产除了身体上的伤口之外，还可能给部分想顺产的新妈妈带来心理上的影响，这种心理变化大致有5个阶段：

第1阶段：手术后1小时，新妈妈开始接受剖宫产这个事实。

第2阶段：产后1周，对剖宫产的接受感被失望情绪代替，认为没有亲身经历孩子被分娩出的过程，感到很遗憾，并且很难进入母亲角色。这需要新妈妈及时调整，家人也应多抚慰。

第3阶段：产后8周左右，容易将孩子的不完美归结于剖宫产的原因，还可能梦到分娩过程，这是正常现象，有助于新妈妈重新理解自己的生产过程。

第4阶段：容易接近有类似分娩经历的妈妈，这能令自己不再感到孤独，从而心情得到极大的放松。

第5阶段：分娩的痛苦经历被渐渐淡忘，能够客观地对待剖宫产了。

剖宫产并没有绝对的好坏之分，它的出现本是科技进步的体现，是辅助分娩的重要手段，新妈妈以平常心看待最重要。

剖宫产妈妈的哺乳注意事项

剖宫产的新妈妈比顺产新妈妈增加了腹部的伤口，哺乳受到一定影响。为了缓解哺乳时的不适感觉，剖宫产新妈妈应该尽早给宝宝哺乳，并且哺喂宝宝时要避免拉扯到伤口。

1.相信自己，放松心情

产后伤口的疼痛会使剖宫产新妈妈对哺乳产生畏惧情绪；另外，剖宫产的新妈妈乳汁分泌时间比顺产新妈妈稍晚一些，会让新妈妈对乳汁的分泌情况产生忧虑，从而产生较大的压力。新妈妈要尽力克服这些困难，调整心态，做好哺喂宝宝的心理准备。

2.尽早给宝宝哺乳

剖宫产的新妈妈较顺产新妈妈泌乳时间有一定程度的延迟，而宝宝的吸吮可以促进新妈妈泌乳素的分泌和新妈妈射乳反射的形成。所以，如果新妈妈没什么异常或不适，应在医生确定宝宝可以吸乳的时候让他吸吮。

3.哺喂宝宝时避免拉扯到伤口

正确的哺乳姿势是使妈妈伤口不受到拉扯的最好保护，为此妈妈要调整自己的姿势，使自己处于舒适的状态。

产后失眠怎么办

经过分娩的劳累，新妈妈会感到身体极度疲乏，可产后又要给孩子喂奶，很容易出现睡眠不足的问题。睡眠不足会造成乳汁分泌不足，还会影响新妈妈的情绪，严重的会导致产后抑郁症的发生。

产后失眠的情况是可以避免的。首先，妈妈不要在新生儿睡觉的时候做别的事情，应该利用这一机会和宝宝一起睡，多利用白天的时间休息；其次，可以在晚上较早入睡，由其他家人带孩子，到入夜时分再把婴儿带到妈妈的身边，让妈妈给孩子喂奶，然后安置其入睡，这样妈妈又可以连续睡上好几个小时。过了最初这段令人疲惫的时期，孩子晚上的睡眠时间就会逐渐延长，有时一晚上只需要起来一次，这时妈妈的身体就会逐渐好转，疲劳程度也会逐渐降低。

产后不可盲目瘦身

产后瘦身、护肤是新妈妈最关心的问题之一。因为身体的特殊原因，产后不宜过早过度减肥，护肤也不能依靠美容产品，合理地安排运动与饮食，注意从生活细节上保养自己，才是既保证母乳质量，又稳步恢复身材与容颜的最佳方法。

1.运动瘦身坚持适量、适度

运动是最有效、最健康的瘦身方式，建议妈妈在制订运动计划的时候，以自己的运动能力、运动喜好、运动习惯作为依据来选择适合自己的方法，运动时间不宜过长，如果感觉劳累或身体不适，就马上休息。另外，最好避免高强度和高难度的运动，以免自己受伤。

要注意刚开始不要把目标定得太高，以免达不到目标时，反而失去了坚持下去的斗志，从产后8周开始，每周减重500克~1000克，6个月后减到孕前水平是比较理想的结果。

2.运动瘦身需要循序渐进

产后瘦身千万不能贪多图快，以免造成无法弥补的伤害。剖宫产的妈妈初期可以做些如深呼吸运动、足部运动、胸部运动来促进血液循环，等伤口愈合后再慢慢增加运动项目。

按年龄不同，妈妈依照自己身体的需要增加运动的时间，以循序渐进、由少至多、量力而行的方式持续进行，勿勉强或过累。在子宫复旧之前不宜做屏气、负重及健身房内的一些器械锻炼，以防止子宫脱垂等的发生。一般产后3~6个月后再进健身房比较好。

3.选择合适的瘦身时机

产后瘦身是一个比较系统的工程，需要合适的时机和妈妈循序渐进地努力。妈妈要耐心等待适合瘦身的时机来临。

分娩6~8周后，经过坐月子期间的调养，妈妈的身体恢复得差不多了，可以开始简单的运动（体操、瑜伽、各类小动作等）。产后瘦身需要多种方法结合，适当的运动、合理搭配饮食会取得较好的瘦身效果。

3个月后，妈妈身体脏器、韧带等完全恢复，此时可以进行正常的减肥训练了。不过，无论采取哪种方式瘦身都要有一个合适的度，必须以保证自己不受伤害为前提，在自己身体可以承受的范围内进行。

4.瘦身与塑形相结合

运动瘦身的时候，妈妈最好结合塑形一起进行，因为瘦并不等同于美，所以妈妈在瘦身的同时也要兼顾体态的挺拔、优美。

5.不宜通过节食来瘦身

产后如果哺乳，不宜过分节食，节食会影响妈妈对营养的摄入，导致贫血或母乳不足等后果。应满足总能量和蛋白质需要量，如要实施低于平时正常能量的减肥食谱，则应在断乳以后。

6.不可吃减肥药

新妈妈肠胃非常脆弱，如果此时服用减肥药，引起拉肚子等，虽可使体重下降，但可引起胃、食道各种疾病和厌食症。而且减肥药物会通过哺乳妈妈的胃肠道进入乳汁，等于宝宝也跟着妈妈吃了大量药物，会伤害宝宝。

如何预防产后皮肤松弛

产后往往会出现皮肤松弛的现象，这是因为孕期腹部皮肤长时间紧绷，分娩后一时失去弹性所致。另外，产后妊娠水肿消去也会显得皮肤松弛，如果产后缺乏运动，皮肤松弛就会更明显，妈妈应及早改善。

1.皮肤松弛的预防与护理

学会自我按摩。从产后第2周开始，新妈妈可以对自己的腿部、手部、脸部等进行轻柔的按摩，以打圈形式由下至上轻轻按摩约15分钟。月子期间最好不要对腹部和腰部进行按摩，可以有意识地深呼吸收紧腹部。

需要注意的是，产后不宜立即束腹，否则会增加腹压，造成产后盆底支持组织的支撑力下降，导致子宫下垂，严重后倾、后屈等。

2.饮食调养预防皮肤松弛

首先，要学会科学饮水。缺水会使皮肤失去弹性，甚至出现皱纹，因此建议新妈妈每日饮水量应为1200毫升左右，产后第1周时可不必勉强。喝水要注意正确的习惯：早上起床后可先喝一大杯温开水，它可以刺激肠胃蠕动，使内脏进入工作状态。如果新妈妈常被便秘所困，不妨在水中加少量盐。

其次，常吃富含维生素的食物。维生素对于防止皮肤衰老，保持皮肤细腻滋润起着重要作用，处在哺乳期的新妈妈以食补为佳，以免影响乳汁的质量，富含维生素的食物主要是蔬菜和水果。

再次，增加富含蛋白食物的摄入量。皮肤主要由胶原蛋白和弹性蛋白构成，适当补充胶原蛋白能使细胞变得丰满，从而使肌肤充盈，皱纹减少，弹性蛋白可使皮肤弹性增强，富含胶原蛋白和弹性蛋白多的食物有猪蹄、动物筋腱和猪皮等。

最后，多吃碱性食物。日常生活中所吃的鱼、肉、禽、蛋、粮谷等均为酸性食物，大量酸性食物会侵蚀敏感的表皮细胞，使皮肤失去细腻和弹性，故应吃些生理碱性食物，如苹果、梨、柑橘和蔬菜等以保持平衡。

04 / 新妈妈产后饮食调养方案

产后第1餐要吃对

新妈妈分娩后体内激素水平大大下降，身体过度耗气失血，阴血骤虚。在这种情形下，很容易受到疾病侵袭。因此，新妈妈产后第1餐的饮食调养非常重要，吃对了产后第1餐，真正的产后营养大补充才能开始。

1.自然分娩的新妈妈

新妈妈分娩后当天的饮食应稀、软、清淡，以补充水分、易消化为主。因为在分娩的过程中，新妈妈的体力消耗大、出汗多、体内体液不足，胃液分泌减少使消化功能下降。此时，新妈妈可以先喝一些热牛奶、粥等。牛奶不仅可以补充水分，还可以补充新妈妈特别需要的钙；粥类香甜可口，有益于脾胃，新妈妈这天不妨喝一些。

2.剖宫产的新妈妈

剖宫产的新妈妈在产后6小时内应当禁食任何食物，因为此时肠腔内有大量气体，吃东西容易加重腹胀，嘴唇干裂也不要喝水，可以用棉签蘸水滋润。6小时后可以进食，但每餐不宜进食过多，因为此时胃肠功能还没有完全复原。三餐之间可以加餐，做到少食多餐，这样既可以保证营养的充分供给，又不至于给肠胃增加过多负担。产后第1天，新妈妈可以饮用萝卜汤，帮助排出空气，减轻腹胀现象。

在分娩后的3～4天内，新妈妈不要急于进食炖汤类。此时排乳不十分畅通，过早喝汤会使乳汁大量分泌，乳房胀痛。随着身体和消化能力的慢慢恢复，宝宝饭量的增大，排乳畅通后就可以多喝汤了。

产后2～3天怎么吃

1.自然分娩的新妈妈

接下来的两天，新妈妈的体力尚未恢复，食物仍然要以清淡、不油腻、易消化、易吸收、营养丰富为佳，形式为流质或半流质。可食用牛奶、豆浆、藕粉、糖水煮鸡蛋、蒸鸡蛋羹、馄饨、小米粥等。即使再馋，这段时间也不能吃辛辣刺激性的食物。

2.剖宫产的新妈妈

剖宫产后的新妈妈与顺产的新妈妈相比较，身体更加虚弱，胃肠功能恢复比较慢，在产后前3天需要注意更多细节：

改用半流质、软质食物。剖宫产术后约24小时，胃肠功能才可恢复，产后第2天时，新妈妈可以食用半流质食物，排气（放屁）之后可以进食稀饭、面条等半流质食物，然后慢慢向软质食物、固体食物渐进。

多吃含铁食物。剖宫产的妈妈失血较多，容易患上产后贫血，因此需要多进食含铁量丰富的食物，如猪血、菠菜、鸡蛋等。

忌食寒凉、辛辣食物。寒凉、辛辣的食物刺激性大，容易使妈妈腹痛、便秘、上火等，也不利于子宫的收缩、恢复和伤口的愈合。

不要急着吃催奶食物。催奶食物、大补食物如鲫鱼汤、鸡汤、人参等不要急着食用，避免引发乳腺炎。

禁吃产气、发酵食物。产后1周内避免食用产气及发酵、难消化的食物，如牛奶、蛋类、黄豆及豆制品等，否则易加重腹胀或肠胃不适。

当新妈妈自解大便后，即可吃炖汤、肉类等食物。有些地方的习俗要忌口，只能吃咸菜、稀饭，这是不正确的。

产后第1周以开胃为主

不论是自然分娩还是剖宫产，新妈妈在分娩后的最初几天里会感觉身体虚弱、胃口比较差。如果这时强行吃下太过油腻的食物，只会让胃口更差，而且新妈妈摄入油脂过多可能会使乳汁也含有油，使宝宝发生腹泻。因此，产后第1周饮食的重点是开胃而不是滋补，胃口好才会食之有味，吸收也才会好。

新妈妈可以吃些清淡的荤食，如肉片、肉末、瘦牛肉、鸡肉、鱼等，配上新鲜蔬菜一起炒，比如芦笋牛柳、菠萝鸡片、青椒肉片、茄汁肉末等，口味清爽，营养均衡。橙子、柚子、猕猴桃等水果也有开胃的作用。

新妈妈若能少吃白米，改吃糙米、胚芽米、全麦面包就更好了，适量地吃一些粗粮可以有效预防和改善产后便秘。与大米相比，小米中铁、维生素B_1和维生素B_2的含量要高出一倍至数倍，纤维素也高出2倍以上，因此产妇适量进食小米粥有助于体力的恢复、大便排出，同时米粥中含有较多水分，有利于消化、吸收。

产后第2周以补血为主

进入月子的第2周，新妈妈的伤口基本上愈合了。经过上一周的精心调理，胃口应该明显好转。这时可以开始尽量多食补血食物，调理气血。

新妈妈的每日饮食中，蔬菜水果一定不能缺席。油菜、白菜、卷心菜、白萝卜、苹果、香蕉等，不但有助于补充维生素，还有助于改善乳汁质量，有利于宝宝的健康；黑木耳、黄花菜等能减轻便秘症状又富含铁质，是完美的维生素补剂和补血剂。

除了蔬菜瓜果之外，肉食类食物也是必不可少的。肉食类可提供较多的热量，搭配起来可保证营养的全面。这一期间也可以吃些杜仲，强筋骨，补肝肾，防止产后腰痛。

产后第2周新妈妈的胃口好转、肠胃功能已经得到恢复，并且婴儿的食量增大，所以不必太限制每餐的进食量。可根据新妈妈的需求量进食。

产后第3～4周开始催奶

母乳营养丰富全面，是新生宝宝最好的食物。宝宝出生半个月后，胃容量明显增加，吃奶量与时间逐渐建立起规律，妈妈的产奶节律也应日益与宝宝的需求合拍，如果乳汁不够，宝宝的生长发育就会受到影响。因此，新妈妈要掌握一些催乳下奶的饮食方法。

第一，保证热量供给。新妈妈在生产时消耗了大量体力，产后1～2

周中，反复地为宝宝哺乳也会损耗体力，从而造成新妈妈一直处于疲惫状态，这一时期，新妈妈需要增加营养来恢复精神，所以这一时期，需要摄入较多热量。热量是维持人体生命活动的能量，如物质代谢、肌肉收缩、腺体分泌等都需要热量。而哺乳的新妈妈还需要一部分热量来支持自身特殊的生理变化，婴儿的组织生长同样需要热量。碳水化合物、脂肪和蛋白质都会经过体内氧化释放能量，是人体热量的来源。

第二，保证营养丰富全面。月子期间补充营养要充足丰富，蛋白质、脂肪、糖类、各种维生素、微量元素、矿物质等样样不可或缺，因此食物的种类要丰富，因为没有哪一类的食物可以涵盖所有营养素。在此期间，新妈妈就禁忌挑食偏食，鱼、肉、蛋、蔬菜、瓜果都要适当摄取。

第三，保量也要保质。催奶不应该只考虑量，质也非常重要。传统习俗认为新妈妈应该多喝蛋白质含量高的汤，最近的研究发现，被大家认为最有营养的催奶汤，汤里的营养仅仅是汤料的20%左右。营养其实在汤料里，所以科学的方法是汤要喝，煮汤的料也要吃。

需要注意的是，在保证热量的同时，新妈妈要谨防热量摄入过剩，过剩的能量积存在体内就会转化成脂肪，成为心血管、糖尿病等的危险因素。除了饮食调理，新妈妈还可以通过让宝宝多吸吮乳房和乳房按摩等方法进行催乳。

产后饮食应均衡

产妇的脾胃功能较差，特别是在坐月子期间如果吃得过于油腻，骤然进补，反而欲速不达，使脾胃难以接受，引起消化、吸收不良。尤其是有些高龄产妇合并有胆石症、高脂血症，则更要注意。

胎儿娩出后，新妈妈除了要有足够营养来补充孕期和分娩时的消耗及产后体力的恢复，还要哺乳以保证宝宝正常发育。因此，必须做到合理营养，应吃各种营养素，包括蛋白质、脂肪、碳水化合物、矿物质及各种维生素。不能偏食，不要忌口，要荤素搭配、干稀搭配、粗细粮搭配。同时，还必须强调营养丰富，易消化、多品种、多餐次，不宜过咸，以清淡为好，不宜多吃甜腻食品，避免增加过多热量。

有些新妈妈分娩后食欲不佳，为了增加产妇食欲，家人在准备饮食时可注意色、香、味，使产妇有新鲜感。面汤、牛奶、小米粥、鸡蛋、红糖、鸡汤、骨头汤都是产妇适宜的食物。另外，有很多家庭认为产妇坐月子时不能吃水果，实际上吃常温下的水果不会损伤脾胃和牙齿，而且水果含有大量维生素C，能增强抵抗力，消炎解毒，增进食欲，有利于消化吸收，促进排泄，而且纤维素多，还可解决产后便秘的难题。

月子期间的饮食宜稀、软、精、杂

产后母体不仅需要补充自身消耗，还要担负哺育孩子的任务，营养需求自然比平时要有较大增长。为了保证母乳的营养，新妈妈除了要保证饮食营养均衡之外，在饮食上还应以稀、软、精、杂相结合。

1.稀

指水分要多一些。产后新妈妈要多补充水分，这样一是有利于乳汁分泌，二是可以补充新妈妈月子期间因大量出汗和频繁排尿所流失的水分。含水分的食物如汤、牛奶、粥等，可以多吃些。

2.软

指食物烧煮方式应以细软为主。给新妈妈吃的饭要煮得软一些，因为新妈妈产后很容易出现牙齿松动的情况，吃过硬的食物对牙齿不好，也不利于消化吸收。

3.精

指量不宜过多。产后过量的饮食除能让新妈妈在孕期体重增加的基础上进一步肥胖外，对于身体恢复没有半点好处。如果新妈妈是用母乳喂养婴儿，奶水很多，食量可以比孕期稍多，但最多也只能增加1/5的量。如果新妈妈的奶量正好够宝宝吃，则与孕期等量即可；如果新妈妈没有奶水或是不准备母乳喂养，食量和非孕期差不多就可以了。

4.杂

指食物品种多样化。虽然食物的量无须大增，但食物的质不可随意。新妈妈产后饮食应注重荤素搭配，进食的品种越丰富，营养越均衡，对新妈妈的身体恢复就越好。除了明确对身体无益和吃后可能会引起不适的食物外，荤素的品种应尽量丰富多样。

产后宜多喝牛奶

有人把牛奶称作"白色的血液"，这是非常有道理的。牛奶中含有丰富的优质蛋白和钙，而且吸收率很高。这对于产后补充营养及哺乳都很有帮助。但是，新妈妈在喝牛奶时也有一些需要注意的事项。

首先，牛奶属于不容易消化的食物，新妈妈刚分娩后由于肠道功能还没有完全恢复，如果喝牛奶，可能会导致胃肠胀气，引起身体不适，也可能因为胀气而导致便秘。因此，建议新妈妈分娩1周后再开始喝奶。

其次，新妈妈身体尚未恢复完全，不适合进食凉的食物，不要喝过凉的牛奶，牛奶一定要热过了再喝。

产后应多吃哪些水果、蔬菜

水果营养丰富，味道鲜美，男女老幼，人人爱吃。但传统习俗认为，水果是生冷的食物，产妇怕着凉，吃生冷的水果对身体没有好处。实践证明，产妇适当吃些水果，不仅能增加营养，帮助消化，补充人体所需的维生素和矿物质，而且水果还有一些特殊的医疗作用，对产妇的身体健康很有帮助。那么，产妇应吃哪些水果呢？

香蕉：香蕉中含有大量的纤维素和铁质，有通便补血的作用。产后产妇常常卧床休息，胃肠蠕动较差，容易发生便秘，再加上产后失血较多，需要补血，而铁质是造血的主要原料之一，所以产妇多吃些香蕉，能有效地防止产后便秘和产后贫血。同时产妇摄入的铁质多了，乳汁中铁质也多，对预防婴儿贫血也有一定帮助作用。

橘子：橘子中含有丰富的维生素C和钙质，其中维生素C能够增强血管壁的弹性和韧性，防止出血。产妇生宝宝后子宫内膜有较大的创面，出血较多。如果多吃些橘子，便可防止产后继续出血。钙是构成婴儿骨骼牙齿的重要成分，产妇适当吃些橘子，能够通过产妇的乳汁把钙质提供给婴儿，这样不仅能够促进婴儿牙齿、骨骼的生长，而且能防止婴儿佝偻病的发生。

山楂：山楂中含有丰富的维生素和矿物质，对产妇有一定的营养价值。山楂中还含有大量的山楂酸、柠檬酸，能够生津止渴、散淤活血。

产妇生宝宝后过度劳累，往往食欲不振、口干舌燥、饭量减少，如果适当吃些山楂，既能够增进食欲、帮助消化、加大饭量，有利于身体康复和哺育婴儿，又可以利用山楂的活血化瘀的作用，排出子宫腔内的瘀血，减轻腹痛。

红枣：红枣中含维生素C最多，还含有大量的葡萄糖和蛋白质。祖国医学认为，红枣是水果中最好的补药，具有补脾健胃、益气生津、调整血脉、和解百毒的作用，尤其适合产后脾胃虚弱、气血不足的人食用。其味道香甜，吃法多种多样，既可口嚼生吃，也可熬粥蒸饭熟吃。

桂圆：桂圆又叫龙眼，是营养极其丰富的一种水果。祖国医学认为，桂圆味甘、性平、无毒，入脾经心，为补血益脾之佳果。产后体质虚弱的人，适当吃些新鲜的桂圆或干燥的龙眼肉，既能补脾胃之气，又能补心血不足。

产妇在产褥期除多吃些水果，还要多吃一些蔬菜。

莲藕：产妇多吃莲藕，能及早清除子宫腔内积存的瘀血，增进食欲，帮助消化，促进乳汁分泌，有助于对新生儿的喂养。

黄花菜：产褥期容易发生腹部疼痛、尿潴留、面色苍白、睡眠不安等，多吃黄花菜可消除以上症状。

黄豆芽：其中丰富的维生素C能增加血管壁的弹性和韧性，防止产后出血，纤维素能通便润肠，防止产妇发生便秘。

海带：海带中含有丰富的碘，产妇多吃海带，可以增加乳汁中碘的含量。新生儿吃了这种乳汁，有利于身体的生长发育，防止呆小症。同时铁是制造红细胞的主要原料，有预防贫血的作用。

莴笋：莴笋有清热、利尿、活血、通乳的作用，尤其适合产后少尿及无乳者食用。

新妈妈可以服用保健品吗

一般情况下，不提倡产妇服用保健品。首先，许多保健品的保健目的很单一，比如补脑的、补肾气的、补铁的等，对产后产妇的全面补虚不适合；其次是有些保健品强调某种功效，或过分强化某种功效，容易使人误用而身体出现失衡；再一点是保健品往往带治病性质，属药物，总会有一定副作用，产妇必须对此保持谨慎。

产妇怀孕生产之后，身体亏空，需要补养，但得是全面的营养，一定要以食补为主，保健品最好不用。中国人经过长期的生活实践，已经积累了丰富的产妇食补经验，这是十分宝贵的，产妇如果没有特殊问题，遵循这些食补方法和原则就足以达到保健康复的目的了。如果要用维生素、叶酸之类对妇婴有好处的保健品，也最好在医生的指导下服用。

产后不宜长时间喝红糖水

中医认为红糖性温，有活血作用，对于产后多虚多淤的新妈妈尤为适宜，可以促进瘀血排出及子宫复旧，因此我国民间有产后喝些红糖水的习俗，甚至有的新妈妈喝半个月、1个月。其实，产后不宜长时间喝红糖水，一般喝7～10天，每天不超过3次，一次一大匙调水喝即可。

产后10天恶露逐渐减少，子宫收缩也逐渐恢复正常。如果喝红糖水时间过长，红糖的活血作用会使恶露的血量增多，不仅会使新妈妈失血过多，而且会影响子宫的复原；过多饮用红糖水会损坏牙齿；红糖性温，如果产妇在夏季过多喝了红糖水，必定加速出汗，使身体更加虚弱，甚至中暑。

产后应少吃味精

味精的主要成分是谷氨酸钠，本身对新妈妈不会造成任何影响，但是摄入的谷氨酸钠可通过乳汁进入婴儿体内，与婴儿血液中的锌发生特异性结合，形成不能被身体吸收的谷氨锌而随尿排出体外，从而导致宝宝缺锌。婴幼儿缺锌不仅会出现味觉差、厌食等症状，还可造成智力减退、生长发育迟缓以及性晚熟等不良后果。可见，过量的谷氨酸钠对婴儿，尤其是出生1～2周以内的新生儿发育有严重影响。所以哺乳期的妈妈应少食用味精，以免造成宝宝缺锌。

另外，近年来市场上出现的鸡精并不是从鸡身上提取的，它是在味精基础上加入助鲜的核苷酸制成的。由于核苷酸带有鸡肉的鲜味，故称鸡精。从卫生角度讲，鸡精对人体也是无毒无害的，但是新妈妈的饮食中也要注意不要过多食用。

产后远离生冷寒凉和辛辣刺激性食物

中医认为，女性产后身体气血亏虚，应多进食温补的食物，以利于气血恢复。产后进食生冷或寒凉食物不利于气血的充实，容易导致脾胃消化吸收功能障碍，不利于消化系统的恢复，还会给新妈妈的牙齿带来不良影响。而且，吃生冷的食物也不利于恶露的排出和瘀血的祛除。

辛辣的食物，如辣椒、胡椒、茴香、韭菜等，可助内热，不仅容易使人上火，出现口舌生疮，而且容易伤津、耗气、损血，加重气血虚弱，从而导致便秘。辛辣温燥的食物还会通过乳汁使婴儿内热加重，对婴儿的健康也不利。

产后大补有害无益

分娩后适当进行营养滋补是有益的，可补充产妇的营养，有利于身体的恢复，同时还可以有充足的奶水哺乳。但是，如果滋补过量却是有害无益的。

1.滋补过量容易导致过胖

产妇过胖会使体内糖和脂肪代谢失调，引起各种疾病。调查表明，肥胖冠心病的发生率是正常人的2～5倍，糖尿病的发生率可高出5倍。这对新妈妈以后的健康会产生不利影响。

2.使奶水中脂肪含量过多

产妇营养太丰富，必然会使奶水中的脂肪含量增多，如果孩子胃肠能够吸收，也易造成孩子肥胖，为孩子成年后的肥胖埋下隐患；若孩子消化能力较差，不能充分吸收，就会出现脂肪泻，孩子长期慢性腹泻，还会造成营养不良。

产后如何排出体内多余水分

孕妇到了怀孕末期，身体里就比怀孕前多40%的水分，大约要到生产后一段时间才可将身体里多余水分全部代谢出去。

1.饮食少盐

一般产后会有一段利尿期，产后容易流汗及多尿来排泄多余水分；临床上会告诉产妇及家属，坐月子饮食要以清淡为原则，尽量不要加盐，因摄取过多盐分反而会使水分滞留在身体里。

2.多吃山药、薏仁

新妈妈多补充蛋白质，多喝鸡汤、鱼汤或牛奶，多吃山药、薏仁，可以帮助排泄水分。若新妈妈仍水肿厉害，临床上中医会在生化汤中增加"泽兰"这味药以帮助排泄水分。若新妈妈亲自哺乳，为了增加乳汁，可多喝鸡汤、鱼汤或牛奶。

阴虚火旺类产妇如何饮食

阴虚火旺体质的产妇体形多瘦长，月子期间怕热，常感到眼睛干涩，口干咽燥，口腔溃疡，总想喝水，皮肤干燥，出汗多，经常大便干结，容易烦躁和失眠。阴虚体质产妇宜食寒凉滋润的食物，不宜多食热性食物。

1.多吃绿豆

绿豆味甘性寒凉，能解暑热，除烦热，还有解毒的功效。可以熬汤、煮粥或做成绿豆糕食用。

2.多食荸荠

荸荠味甘性微寒，有清热解渴化痰作用，适用于热病的心烦口渴、咽喉肿痛、口舌生疮、大便干、尿黄的新妈妈。可以生食也可炒菜，还可以捣汁冷服，对咽喉肿痛尤佳。

3.多食黄花菜

黄花菜味甘性凉平，有清热解毒功效。可用于牙龈肿痛、肝火、头痛头晕、鼻出血等。可以炒熟或煎汤食用。

4.多食莲藕

莲藕味甘性平寒，有清热生津、除暑热、凉血止血作用，另外，还有润肺止咳作用。用鲜藕生食或捣汁。

5.多食百合

百合味甘微苦性微寒，能清热又能润燥，对肺阴不足引起的干咳、少痰或低热、咽喉肿痛均有效。用鲜百合捣汁加水饮之，亦可煮食，也可用冰糖一起煮食。

阴虚体质的新妈妈不宜多食热性食物，如少食羊肉、韭菜、辣椒、葵花子等性温燥烈的食物。

阳气虚弱类产妇如何饮食

新妈妈常因产后伤气以致阳气弱，主要表现为：腰膝酸软，畏寒肢冷，下肢冷痛，头晕耳鸣，尿意频数，夜间尤甚等症状，应该多吃温补壮阳的食物。

1.肉类

羊肉、羊蹄、羊乳、鹿肉、狗肉、鳖、鱼、鲜虾、猪肝、鸡肉、鲫鱼、鳝鱼等。

2.糖类

蔗糖、蜂蜜、白糖等。

3.水果类

宜选用核桃、桂圆、大枣、荔枝、甘蔗、红橘、樱桃、杨梅等。

4.蔬菜类

宜选茼蒿、蒜苗、洋葱、油菜、白萝卜、南瓜等。

另外，阳虚便秘的新妈妈需忌食收涩止泻、可加重便秘的食物，如莲子、石榴、芡实、糯米、河虾等。

新妈妈坐月子期间的饮水原则

新妈妈在坐月子期间饮水要遵循少量、多次、慢饮的原则。

1.少量、多次、慢饮

产后第1周，新妈妈应该每次少喝点水，避免一次喝大量的水，以免给肠胃造成过重的负担。等到身体慢慢恢复正常，新妈妈可以每天喝6~10杯水，每杯250毫升。

2.通过饮食改善

温开水不需要经过消化就能直接被身体吸收利用，是最适合产后新妈妈喝的水。另外，用食物来改善口渴也是很好的方法，如喝小米粥，小米的营养价值很高，传统上认为有清热解渴、健胃除湿、和胃安眠等功效，内热者及脾胃虚弱者更适合食用，可以改善失眠、胃热、反胃作呕等症状，并对产后口渴有良效。

苹果有生津止渴的功效，适量食用可以改善产后口渴症状。不过，产后脾胃虚弱，不宜生吃苹果，最好蒸熟或煮熟了吃，也可榨汁后温热饮用。

产后口渴比较严重且经久不愈的新妈妈可以咨询医生，调制中药药膳服用，以缓解口渴。如观音串或荔枝壳50克加水熟煮，过滤后当水喝。口渴较严重时，可以试试含维生素C片，对于缓解口渴有一定效果。

月子里能用米酒代替水吗

有些地方有新妈妈产后半个月内严禁喝水、饮料和汤，而是喝烧开的米酒的习俗。其实，月子里用米酒代替水的做法不科学。产褥期的新妈妈可以喝水，只是需要少量多次，而米酒无论煮开与否，都对月子里的妈妈没有太多益处。

1.产后喝水并非禁忌

为了恢复孕前的血容量，分娩后，机体需要通过排尿等方式恢复到正常的血容量，因此新妈妈往往尿量很多。但这并不意味着不需要喝水，因为血容量从大到小的恢复过程往往需要数周，它与机体代谢是同时进行的，还需要保持体液内环境（如pH值，离子浓度）稳定。此外，受饮食、哺乳、出汗等影响，人体仍时常需要摄入水分。何时喝水、喝多少水则取决于口渴的程度。注意产后第1周要少量慢饮，饮料、汤和牛奶等均可用于补水。

2.米酒不宜月子喝

虽然米酒口味香甜，但却并非月子里的良好食物。米酒是由稻米经发酵后的产物，其主要成分为水、酒精、糖类及氨基酸等，这其中的酒精成分是一种中枢神经毒性物质，可以进入乳汁，对婴儿神经系统发育造成影响。

米酒大火煮沸后，虽然酒精会蒸发掉，但是米酒的营养成分随之转变为以糖水为主的液体混合物，大约等同于以糖煮的水，但是却不一定有糖中的矿物质等成分。所以，无论米酒煮开与否，其营养成分都并非是最适合月子饮食要求的。

05 / 新妈妈产后保健方案

产后能刷牙吗

传统习俗认为，新妈妈在产后不宜刷牙，因此导致许多新妈妈在月子里不刷牙。其实这种做法是错误的，产妇比一般人更应注意口腔卫生。

新妈妈分娩时体力消耗很大，很容易使抵抗力下降，口腔内的条件致病菌容易侵入机体致病。另外，在坐月子期间，新妈妈经常吃富含维生素、高糖、高蛋白的营养食物，如果饭后不刷牙，食物残渣长时间停留在牙齿的缝隙、沟槽内，这时口腔内的致病菌就会乘虚而入，导致牙龈炎、牙周炎和多发性龋齿的发生。因此，只要体力允许，产后第2天就应该开始刷牙，最好不超过3天。产后应该每天早、晚各刷一次牙，如能在每次进餐后都刷牙漱口对健康更为有利。

新妈妈如何护牙

新妈妈在产后应注意多摄取含钙丰富的食物，避免使牙齿受到损害。钙的最佳来源是乳类及乳制品，乳类及乳制品中不但钙含量丰富，而且吸收率高，在粗粮、黄豆、海带、黑木耳等食物中也含有较多的钙、磷、铁和氟，有助于新妈妈牙齿的钙化，坚固牙齿。

产妇身体较虚弱，正处于调整中，对寒冷刺激较敏感。因此，切记要用温水刷牙，并在刷牙前最好先将牙刷用温水泡软，以防对牙齿及牙龈刺激过大。

为避免牙齿受到损害，新妈妈还可以在漱口或刷牙后用含有清洁、消毒作用的漱口水，含漱后15～30分钟内勿再漱口或饮食，以充分发挥药液的清洁、消炎作用。

产后能洗头、洗澡吗

从科学的角度来讲，产后完全可以照常洗头、洗澡。因为新妈妈产后汗腺很活跃，容易大量出汗，哺乳期还会有奶渍，下身又有恶露，全身发黏，几种气味混在一起，应比平时更讲究卫生。产后及时地洗澡可使全身血液循环增加，加快新陈代谢，保持汗腺孔通畅，有利于体内代谢产物通过汗液排出。

正常分娩的新妈妈分娩后2～5天便可以洗澡，但是不应早于24小时。洗澡以淋浴为佳，产后6周内不宜洗盆浴或在大池内洗浴，以免不干净的洗澡水流入生殖道内引起感染。如果分娩过程不顺利，出血过多，或平时体质较差，不宜勉强过早淋浴，可改为擦浴。

剖宫产的新妈妈，由于伤口不可沾水，因此产后10天左右都不可采取淋浴的方法洗澡。假如恶露未净，也不可采取盆浴的方法。但外阴必须每天冲洗1～2次，以避免感染，这段时间可以采用擦浴的方法洗澡。

洗澡后要及时将水擦干，穿好衣服再出浴室，头发最好用干毛巾包住，以免受风着凉，洗后可用吹风机吹干，防止受冷。每次洗澡的时间不宜过长，一般5～10分钟即可。

洗澡时室内的温度以20℃最为适宜，水温调节至36℃～40℃。

产后洗头可以在洗澡淋浴时进行。剖宫产后可以根据情况单洗头，淋浴可在术后2周后。洗头时间间隔可以根据头发的长短、多少、出汗的程度来决定，不宜过勤。

洗澡前应避免空腹，防止发生低血糖，引起头晕等不适。

月子里穿戴要舒适

月子里的穿戴除了满足防暑保暖的功能性外，还要让妈妈感觉舒服，更重要的是要保证妈妈的健康。

1.妈妈衣着应与四季相宜

根据气温变化随时增减衣物，夏天穿着应单薄，不要过于捂头包腿，为了避免吹风也可以穿长袖清凉衣物，睡觉时在身上盖毛巾被或床单，注意防风保暖即可，以防止长痱子或引起中暑。春季秋季妈妈衣着较平常人稍厚，也要以无热感为好，冬天注意腰腹和下体保暖。

2.衣着应宽大舒适

紧身衣服不利于血液流畅，特别是乳房受压迫极易患乳痛，严重的还会引起乳腺炎。新妈妈穿衣应该以宽大舒适为宜。贴身衣服以棉质为好，增大吸汗透气性。

3.材质和颜色选择有讲究

新妈妈贴身衣服以棉质为好，增大吸汗透气性，不宜穿化纤或羊毛内衣。颜色方面可以选择浅色的，一是因为浅色不易脱色，可以避免妈妈因为出汗造成的衣服颜色脱落，形成色斑块；二是因为这时候的宝宝视觉发育还不完善，不能给宝宝过度的视觉刺激。

4.衣着要常换

月子里的新妈妈容易出汗，若汗湿衣衫，应及时更换，以防受凉，特别是贴身内衣更应经常换洗，以保持卫生，防止感染。

5.天天更换内衣裤

妈妈的内衣容易汗湿，滋生细菌。如果妈妈的乳头有皲裂情况，细菌很容易通过伤口进入乳腺，造成乳腺感染；或者在给宝宝哺乳时，进到宝宝的身体，影响宝宝健康。内裤更需要天天更换，月子里妈妈排出恶露，如果不能及时更换内裤，沾染在内裤上的恶露就会滋生细菌，感染阴部。

6.长袖长裤，厚质鞋袜

妈妈的衣着要有好的保暖功能，妈妈比较容易受寒的是肚子和脚，因此裤子应选择高腰的，最好高过肚脐，给肚子妥帖的保暖；脚上穿上纯棉厚质的袜子和厚底的鞋子，避免寒凉从脚底侵入妈妈身体。另外，衣裤穿着尽量宽松舒适，过紧的衣服不但让妈妈感觉不舒服，还会影响全身血液循环，不利于保暖和健康。

产后脱发怎么办

女性在孕期雌激素较平时增加，脱发的速度慢于正常水平，在分娩之后体内雌激素含量逐渐减少，导致新发未长而孕期未能正常脱落的头发一并脱落，这种现象在医学上被称为"分娩性脱发"。产后脱发常发生在产后2~7个月之间，一般在产后6~9个月脱发就自行停止了，所以新妈妈不要过分紧张。当然，对于产后脱发，预防和护理也很重要。

1.适度清洗头发

减少洗发的次数，洗发时要用些温水，而护发远比洗发重要得多。产后妈妈头发脆弱干枯易脱发，不宜使用刺激性的洗发水洗头，不妨用艾草叶直接煎水放温后洗头，且对月子身体恢复具有很好的保健作用，可有效防止脱发。

2.按摩头皮

新妈妈在洗头发的时候，避免用力去抓扯头发，应用指腹轻轻地按摩头皮，以促进头发的生长以及脑部的血液循环。每天用清洁的木梳梳头100下也是一种不错的按摩方式。

3.心情舒畅

情绪对头发也很有关系。心情舒畅，没有焦虑、恐惧等情绪，不仅对头发有益，还可美容，做个容光焕发的新妈妈吧。

4.饮食均衡

饮食不科学、营养不良也容易造成头发折断、脱落。头发的成分

98％是蛋白质，蛋白质对保证头发的营养和新生有重要作用。所以，产后在饮食方面，除应注意均衡摄取外，还应该多补充一些富含蛋白质的食物，如牛奶、鸡蛋、鱼、瘦肉、紫米等。还有一些日常休闲小食品，如葵花子、黑芝麻、核桃均为养发佳品。

音乐帮你缓解产后焦虑

刚刚升级为新妈妈的女性，经常会出现情绪不稳定的情况，当情绪焦躁不安、心情不好的时候，不妨听听喜欢的音乐，让自己放松放松。优美的音乐会让新妈妈忘掉烦恼和不快，让自己的情感融入美妙的音乐中去。那什么样的音乐适合产后聆听呢，在这里就教新妈妈几招吧。

1.选择自己喜欢的音乐类型

每个人对音乐的理解不一样，比如有些人喜欢古典音乐，有些人喜欢民族音乐。因此，新妈妈应该多选择自己喜欢的音乐，不用拘于某一种音乐类型，关键要自己喜欢。

2.根据你的情绪选择音乐

除了选择自己喜欢的音乐类型，新妈妈还应该根据自己的情绪来选择合适的音乐。比如，感觉自己情绪很激动时，就不要听劲爆的音乐。

当感到压力大时，不要听忧伤的乐曲，可以选择欢快的音乐让自己乐观向上。如果感到焦虑时，就选择一些舒缓轻柔的乐曲，让自己彻底放松一下。

产后要注意外阴卫生

外阴部由于生理结构的特点，易被尿液、粪便及阴道分泌物所污染，尤其在产后，恶露自阴道流出，外阴部更易受到污染，如不注意卫生、加强护理，排出的恶露不及时清理，就容易滋生细菌，继而发生产后感染。

阴部清洁每天最好进行1～2次，用温水清洗，清洗阴部的毛巾、水盆要专用，用完后应消毒清洗干净，并放到阳光下晾晒干燥。清洁时应从前往后进行擦洗，不要从后往前，以免肛门附近的污秽物被带到阴道引发感染。

产后何时来月经

产后月经恢复时间存在很大的个体差异，有的满月时即来月经，有的则会在产后10个月甚至1年后才会来。一般而言，怀孕的周数越大、卵巢受抑制越久，月经恢复的时间也会越延后，产后月经的恢复与母乳的喂养方式、子宫恢复情况、身体素质等有着重要的关系。

未哺乳的妈妈，平均在产后的6～10周，也就是在产后的两个月内，月经会来潮并且排卵；哺乳的妈妈，排卵则可延长至24～27周，或是更晚才来。

第一次月经来的量也会依个人体质而定，产后的前几次月经，可能会出现与以往不同的状况，不论在月经的量或其规则性上，请注意，当出血量过大，或出血过久或太久没来时，都应该回诊检查。

值得一提的是，当月经到来时，哺乳妈妈的乳汁会发生一些变化：量会有所减少，乳汁中蛋白质含量偏高些，脂肪略少，虽然这种乳汁有时会引起宝宝消化不良，但极短暂，经期过后就会恢复正常，因此无论是处在经期或经期后，妈妈都无须停止哺乳。

坐月子期间能用腹带吗

腹带可以尽快帮妈妈恢复到孕前的苗条身材，但如果使用腹带不当，可造成不小的危害。

胎儿娩出后新妈妈的身体内脏受到的压力突然减轻，如果没有很好地卧床休息，就容易下垂，用束腹带可以纠正这一问题。

产后妈妈腹部肌肉松弛，肚腩、腰围变大，束腹带可以贴身绑缚在耻骨到肚脐的位置，帮助妈妈补充肌肉力量的不足，使松弛的肌肉得到喘息，逐渐恢复弹性，从而去掉大肚腩和"游泳圈"，有利于恢复体形和防止内脏下垂。

但是，如果使用腹带不当，也会带来不小的危害。例如，腹带束紧腹部，静脉就会受到压力，容易引发下肢静脉曲张或痔疮；束腰紧腹时勒得太紧，还会造成腹压增高，导致韧带的支撑力下降，引起子宫脱垂、子宫后倾后屈、阴道前壁或后壁膨出等，并容易诱发盆腔炎、附件炎等妇科病；束腹过紧还会使肠道受到较大的压力，饭后肠蠕动缓慢，出现食欲下降或便秘等；腹带过紧使腹部动脉不通畅，血管的供血能力受限，从而导致心脏的供血不足，脊椎周围肌肉受压，妨碍肌肉的正常活动以及血液的供应。

因此，束腹带需要小强度而长时间地坚持使用，不宜开始就绑得很紧。

产后如何护眼

坐月子期间如果用眼不当，会使眼睛干涩、肿胀或疼痛，严重的时候还会导致视力下降、迎风流泪、过早老花等。

1.产后尽量不要哭泣

中医告诉我们怒伤肝，而产妇哭泣往往是因为生气，生气损害肝脏，肝脏受损害就可能表现为眼睛不适。

产后新妈妈情绪波动比较大，如果患了产后抑郁症，情绪更加不易控制，往往不经意间便会眼泪长流。哭泣虽然暂时释放了负面情绪，但是会伤害了你的眼睛。因此，产妇要学会调节自己的情绪，尽量保持好心情，不要哭泣。事后你可能发现其实那些让你落泪的事情未必值得你哭一场，更不值得你为此伤害自己的眼睛。

2.产后避免用眼过度

妈妈在产后除了照顾宝宝、哺喂宝宝之外，在闲暇时也会想看看书报、手机、电视等。其实，产后不是绝对不可以用眼，只是不要过度即可。只要妈妈感觉不到疲劳，是可以在产后两周看书报读物、手机、电视的，但是要掌握好度，每次连续用眼最好不要超过1小时，如果感到眼睛不适，就要马上停止。

做眼保健操是比较有效的保护眼睛的方法，妈妈可以每天做2次。

产后要注意腰部护理

产后腰痛是很多新妈妈经常遇到的麻烦，因为内分泌尚未调整过来，加之骨盆韧带还处于松弛状态，腹部肌肉也较为松弛，另外，产后照料婴儿需要经常弯腰，如果再遇到恶露排出不畅，腰痛就会加剧。所以，产后新妈妈需要格外注意护腰。

1.睡眠

产后保持充分睡眠，经常更换卧床姿势，睡觉时采取仰卧姿势或侧睡，床垫不宜太软。

2.拿取重物

抬重东西时，注意动作不要过猛。取或拿东西时要靠近物体，避免姿势不当闪伤腰肌。避免提过重或举过高的物体。腰部不适时举起宝贝或举其他东西时，尽量利用手臂和腿的力量，腰部少用力。

3.运动

不要过早跑步、走远路。每天起床后做2~3分钟的腰部运动，身体恢复良好时，可多散步。如果感到腰部不适，可按摩、热敷疼痛处或洗热水澡。

4.鞋子

产后不要过早穿高跟鞋，以免增加脊柱压力，以穿布鞋为好，鞋底要柔软。

5.保暖

平时注意腰部保暖，特别是天气变化时及时添加衣物，避免受冷风吹袭，受凉会加重疼痛。

6.休息腿部

无法避免久站时，交替让一条腿的膝盖略微弯曲，让腰部得到休息。

7.不要吸烟

吸烟可引起腰椎骨质疏松，是慢性腰痛的发病原因之一。

8.放松精神

紧张情绪会使血中激素增多，促发腰椎间盘肿大而致腰痛，愉快心情有助于防止腰痛发生。

9.饮食注意

饮食上多吃富含维生素C、维生素D以及B族维生素的食物，增加钙质在饮食中的比例，避免骨质疏松而引起腰痛。

10.其他护腰技巧

另外，还有一些腰部护理技巧，比如，最好能在台子上给宝宝换尿布、洗澡，减少弯腰的次数；最好买可以升降的婴儿床，小童车的高度也要注意方便妈妈照料宝宝，避免总是弯腰；把经常换洗的衣物放在衣橱适宜高度的抽屉里，以伸手可及为度；选用长柄扫帚、拖把和簸箕，每次清理时间不要过长。

产后如何预防胸部变形

怀孕以及哺乳会使新妈妈的乳房变得比以前丰满许多，皮肤拉伸紧绷。由于乳房都是脂肪和结缔组织，没有肌肉，当停止哺乳后，乳房腺体组织的收缩速度比乳房皮肤要快得多，所以孕期和哺乳期结束后，妈妈的乳房会出现下垂、松弛的情况。

那么，如何预防乳房变形呢？正确的哺乳方法、各种按摩保健措施都会改善乳腺组织营养、提高张力，有利于维持乳房的完美形态。

1.正确哺乳

每次哺乳时应先让宝宝吸一侧乳房，吸空后，再吸另一侧，反复轮换。并且，哺乳时不要让宝宝过度牵拉乳头，每次哺乳后，用手轻轻托起乳房按摩10分钟。

哺乳时应让宝宝把整个乳晕都含住。宝宝如果只含住乳头，容易造成乳头皲裂、疼痛，进而诱发乳腺炎。千万不要让宝宝过度地牵拉乳头，也不要强行牵引着乳头往宝宝嘴里送，以免拉长乳房的韧带，使乳房下垂。

2.按摩

在洗澡之前，新妈妈可在乳房上敷一层起软化作用的润肤乳液，同时轻轻做滑动性按摩，可以保证乳房的清洁卫生，并能防止乳房下垂。

产后如何进行胸部和腹部按摩

月子期间，新妈妈往往很疲惫，身体恢复除了需要充足的休息、合理的饮食外，还需要配合适度的运动，按摩是比较安全的运动方式，新妈妈不妨在空闲的时候进行自我按摩。

1.胸部按摩

胸部按摩可以治疗急性乳腺炎、乳房胀痛、乳房肿块等问题，同时还能调节内分泌，促进子宫收缩，加速恶露排出，按摩的具体方法是：

① 促进乳腺管通畅

用拇指、食指、中指的指腹，顺着乳腺管进行纵向按摩。反复20次左右。

② 使乳晕、乳窦变柔软

用拇指、食指、中指在乳晕部四周进行360°旋转按摩，手可以不断地变换方向。由于乳晕部的乳窦较硬，因此需要按摩较长的时间。

③加强泌乳反射

用拇指、食指、中指从乳晕部向乳头方向挤压，挤压时新妈妈可以想象宝宝吸奶的样子，将按摩的手指想象成宝宝吸奶的小嘴巴，促使乳汁分泌。反复20次左右。

④缓解乳汁淤积

一只手呈"C"字形托住乳房，并微微振动乳房，逐渐加大振动幅度；用另一只手的拇指、食指、中指从乳晕部向乳头方向按摩。反复20次左右。

2.腹部按摩

腹部按摩可以缓解腹部不适，按摩的具体方法是：

①受凉及疲劳引起的腹胀

仰卧，轻轻按摩整个腹部，可缓解腹部紧张。

坐在椅子或地板上，两手放在腰间，用大拇指按压腹部两侧肌肉紧张的部位。

②便秘引起的疼痛

仰卧，两手重叠放在肚脐旁边，按顺时针方向画圈按摩腹部，可促进肠的蠕动。

③下腹部疼痛

仰卧，两手放在大腿根略上方，轻轻按揉。

食疗改善月子期间的小毛病

食物不但能提供新妈妈日常所需的营养和能量，适当的食物还能消除新妈妈身体的不适，这就是食疗。例如风寒感冒可以用红糖姜水调理，咳嗽用白萝卜水缓解，乳汁不足用鲫鱼、猪蹄催乳等都是很好的食疗方法。

好心情也是能够与小毛病抗衡的一个重要因素，妈妈在月子里如果一直能有一个好心情，生病的概率就会降低很多。

产后何时可以劳动

分娩时胎儿通过产道，使骨盆底部的肌肉筋膜被牵拉而极度伸张，并向两侧分离，甚至发生断裂，这样就使整个盆底和外阴部与妊娠前相比，不但松弛，而且张力也较差。产妇产后活动应循序渐进，逐渐增加活动范围和活动量。产后前半个月可以适当做产后操、仰卧起坐、缩肛运动。半个月后可以做一些轻便的家务，较重的劳动应在满月以后做，并应注意不要站立过久。蹲位及手提重物的劳动也应尽量避免，以防发生子宫脱垂。

产后多久可以开始性生活

产后什么时候恢复性生活，要依据产妇分娩的方式（顺产还是剖宫产）、身体健康状况等而定，一般情况下，合适的过性生活时间在产后第2个月及以后。

1.恢复性生活的最佳时机

在产后6周即42天后，新妈妈应该先去产科进行全面检查，特别是对生殖系统进行较为细致的检查。如果医师认为生殖器官复原得很好，也就是说恶露全部干净，会阴部、阴道及宫颈的伤口已经完全愈合；同时新妈妈也感到自己的心理准备好了，这时就是恢复性生活的最佳时机。

剖宫产的妈妈一般需在产后3个月才能开始房事。因为剖宫产除了腹部的切口外，子宫上的伤口也需要一段时间的愈合，所需要的复原时间会比自然分娩的妈妈更长一些。若性生活的动作过于粗暴，很可能会引起伤口的疼痛。确认身体健康后开始进行性生活时动作要轻柔、温和，不要太粗暴，还有性生活不要太频繁，要注意卫生。

剖宫产的妈妈特别要注意的是，性生活时一定要采取可靠的避孕措施，因为一旦怀孕的话，刚愈合的子宫伤口很可能在施行人工流产时被穿破，那就太危险了。

2.产后提早进行性生活的危害

产后提早进行性生活容易引起生殖器官感染。产后的新妈妈，子宫颈充血、水肿、宫颈壁变薄、宫颈管变宽，直到产后10天左右宫颈口才开始关闭；胎盘附着处的子宫内膜，正常情况下需要6～8周才能完全长好、愈合；加之分娩时体力消耗大，身体虚弱，抵抗力下降。因此，提早进行性生活容易将细菌带入，影响子宫内膜创面的愈合，延长恶露排出时间，发生阴道炎、子宫内膜炎、输卵管炎、盆腔结缔组织炎及月经不调等妇科疾病。

此外，新妈妈身体内的雌激素水平低，阴道黏膜平坦、皱襞少，性兴奋启动慢，因此，阴道分泌物较少，阴道内干涩而且弹性差，提早开始性生活容易损伤阴道，甚至造成撕裂，引起大出血。

促进阴道恢复的凯格尔运动

凯格尔运动，又称为骨盆运动，于1948年被美国的阿诺·凯格尔医师所公布。凯格尔运动的目的在于借着伸展骨盆底的耻骨尾骨肌来增强肌肉张力，对于新妈妈来说，常做做凯格尔运动，可有效预防产后尿失禁，对锻炼女性收缩提肛肌也有很好的疗效。

凯格尔运动做起来很方便，只要新妈妈掌握了要领，不管坐着、站着、躺着，甚至是工作、做家务时，都可以随时随地进行骨盆底肌肉的收缩运动。例如，新妈妈想专门练习中止尿流的运动，即所谓的小便中断法，就可以在如厕过程中等尿流到中途时，故意中断尿液约2～3秒再放松。此动作必须在尿液很顺畅时练习，这样骨盆腔肌肉的收缩才会有力。如果想专门练习骨盆底肌肉，则可以紧闭尿道、阴道及肛门口，收缩臀部肌肉，向上提肛，保持5秒后再慢慢放松，紧接着重复收缩。

改善产后阴道松弛的小方法

自然分娩后，阴道会有不同程度的变化，完全恢复前会对性生活的质量有一定的影响。但只要注意产后的恢复锻炼，一般产后3个月阴道即可恢复到以前的状态。

1.随时随地收肌练习

站立，双腿微分开，收缩两半侧臀部肌肉，使之相挟，使大腿部靠拢、膝部外转，然后收缩括约肌，使阴道向上提。

阴道恢复速度较快，大约在分娩1周后宽度就会大大缩小，接近分娩前，最终会比分娩前略微宽一些，但不会特别松弛，不需要担心。

2.举腿缩阴操

靠床沿仰卧，臀部坐在床沿，双手把住床沿，以防滑下，然后把双腿挺直伸出悬空，慢慢合拢，向上举起向上身靠拢，保持双膝伸直。

当双腿举至身躯的上方时，双手扶住双腿，使之靠向腹部，然后慢慢地放下，双腿恢复原来姿势。

如此反复6次，每天1次，在恶露排净以后练习，可常年坚持。

3.收紧阴道练习

新妈妈可以将收缩的动作专注在阴道、尿道上，持续重复一缩一放的频率，每天1~2次，每次10分钟。

在产后第2天就可以开始练习，当练习持续6~8周时，不但阴道肌肉会呈现较为紧绷的状态，对于阴道的敏感度也会有所增进。

4.中断排尿练习

小便时进行排尿中断锻炼，排尿一半时忍着不排让尿液中断，稍停后再继续排尿。如此反复。经过一段时间的锻炼后，阴道周围肌肉张力提高，阴道就变窄了。

5.缩肛练习

每天早晚在空气清新的地方，深吸气后闭气。同时如忍大小便状收缩肛门，如此反复100次以上。当习惯以后，平时生活中都可以进行。不在于次数的多少，有时间就可以进行上述锻炼。经过一定时间的训练，盆腔肌肉的张力就会大大改善，阴道周围肌肉也就变得丰实、有力，阴道松弛就可以不药而愈了。

如果阴道的确变得很松弛，无法通过锻炼恢复，或者阴道壁有膨出现象，可以到正规医院施行阴道紧缩术。这种手术痛苦较小，恢复也较快，但术前3天不能有性生活，术后要严格遵医嘱保持卫生并防感染。

哺乳期需要避孕吗

哺乳期对排卵有一定的抑制作用，这种抑制可能会造成月经推迟、不规律等情况，但不是不排卵。研究显示，产后无论是否哺乳，妊娠发生概率都很高。产后6个月内，采取有效的避孕措施是非常必要的。

1.哺乳期不是"安全期"

有人认为，产后哺乳期就是"安全期"，过性生活可以不用采取任何避孕措施。这是不科学的。据调查统计，约有1/3的哺乳妈妈会在月经恢复之前怀孕。这说明，哺乳期绝对不是安全期，利用哺乳期避孕是不可靠的。

新妈妈一旦怀孕，只好去做人工流产，而这时的子宫比较薄、脆、软，做人工流产时容易造成子宫穿孔引发大出血，对身体非常不利。若剖宫产的妈妈怀孕，再做人工流产难度就更大，对身体的危害也就更大。

2.哺乳期不是"安全期"的原因

能否怀孕，在女方来说取决于有无排卵。排卵的恢复不一定是与月经的恢复同步的，特别是在月经刚恢复的几个周期，常常是无排卵的月经周期，但也有不少人在月经恢复之前就已开始排卵，尤其是不哺乳的妈妈，排卵往往恢复较早。因此，妈妈在哺乳期间性交，随时都可能因已恢复排卵而怀孕。

纯母乳喂养的妈妈，如果昼夜喂哺婴儿并闭经，那么6个月内避孕效果可达95%以上。但必须要坚持哺乳，而且必须是闭经状态下，如果仅喂少数几次母乳，或月经已经复潮，那就不可靠了。

06／产科医生教你应对产后常见疾病

产后出血

一般情况下，新妈妈产后2个小时内，阴道流血量较多，2个小时后，出血量逐渐减少。如果产后24小时开始至产褥期间发生大量阴道流血，就叫作"晚期产后出血"。

晚期产后出血发生的早晚因病而异。最常见的发病原因是：部分胎盘或副胎盘残留在子宫内，胎盘附着面复原不全；剖宫产后，子宫壁切口裂开，引起大量出血。晚期产后出血有时出血量很大，因失血量多而发生贫血，甚至出现休克，如不及时处理可危及生命。因此，一旦发生出血应及时就医。

产后发热

有些新妈妈在产后出现发热持续不退，或突然高热寒战，或发热恶寒，或乍寒乍热，并伴有其他症状者，如疼痛、恶露异常、恶心、呕吐等。出现产后发热的原因有很多：

1.产后低热

即在产后24小时内发生的发热，为低热，不超过38℃，时间不超过24小时，这是由于分娩时盆底组织的损伤、组织坏死、炎性因子浸润而引起的发热。

2.乳胀热

是在产后2～3天发生的发热，一般不超过38.5℃，持续时间也不超过24小时，这是由于泌乳时乳房充血肿胀引起的。

3.乳腺炎

新妈妈缺乏哺乳经验，没能及时将乳汁完全排出，导致乳汁淤积，形成乳腺炎。新妈妈患乳腺炎后会感觉乳房胀痛、乳头破裂、高热不退等症状。

4.泌尿系统感染

这是由于潜藏在外阴的细菌经过尿道进入泌尿系统引发感染，导致新妈妈出现发热，并伴有尿频、尿急、腰痛等症状。

对于产后发热，新妈妈在生产之前应定期做好产前检查，并注意孕期卫生，产前患有贫血、营养不良、急性外阴炎、阴道炎和宫颈炎的女性应及时治疗。妊娠两个月内禁止性生活和盆浴。尽量避免不必要的阴道检查。

产后同样要注意卫生，保持会阴清洁，尽可能早下床活动，以促进子宫收缩和恶露的排出。产褥期加强营养以增强身体抵抗力。发热期间应多饮水，高热时要吃流质或半流质食物。必要时可采用酒精擦体降温，但不能随意用退烧药，以免掩盖病情而延误治疗。

产后恶露

胎儿娩出后，自新妈妈阴道流出的分泌物内含血液、坏死的蜕膜组织及宫颈黏液等，称为恶露。正常情况下，恶露一般在产后20天以内即可排除干净。如果超过这段时间仍然淋漓不绝，即为"恶露不尽"，一定要引起注意并及时调整，否则迁延日久会影响身体健康并引发其他疾病。

1.产后恶露不尽的原因

组织物残留。可因子宫畸形、子宫肌瘤等原因，也可因手术操作者技术不熟练，致使妊娠组织物未完全清除，导致部分组织物残留于宫腔内。此时除了恶露不净，还有出血量时多时少、内夹血块并伴有阵阵腹痛等状况。

宫腔感染。可因产后洗盆浴，或卫生巾不洁，或产后未满月即行房事，也可因手术操作者消毒不严密等原因致使宫腔感染。此时恶露有臭味，腹部有压痛并伴有发热，查血象可见白细胞总数升高。

宫缩乏力。可因产后未能很好休息，或平素身体虚弱多病，或分娩时间过长，耗伤气血，致使宫缩乏力，恶露不绝。

2.产后恶露不尽的居家调理

分娩后每日观察恶露的颜色、量和气味，正常的恶露应无臭味但带有血腥味，如果发现有臭味，则可能是子宫内有胎物残留，应立即治疗。

保持阴道清洁。因有恶露排出，应勤换卫生巾，保持外阴部清爽。最好暂时禁止行房事，避免受感染。

如果分娩1个月后恶露不尽，同时恶露有异味，应及时就医。

3.恶露不尽的预防

分娩前积极治疗各种妊娠病，如妊娠高血压疾病、贫血、阴道炎等；对胎膜早破、产程长者给予抗生素，预防感染；分娩后仔细检查胎盘、胎膜是否完全，如有残留者及时处理。

产后子宫复旧不全

女性在妊娠期间，子宫重量从原来未妊娠时的50克到妊娠足月时可达1千克，产后再慢慢恢复到原来的重量。子宫复原不全是指产后已经多日，子宫收缩不好，还是比较大而柔软，迟迟不恢复到原来的形状，褐色恶露常常持续不断。

子宫复原不全往往是由于产后感染，如发生子宫内膜炎或子宫肌炎，或者子宫内有胎盘或胎膜残留，影响子宫收缩所致。如果新妈妈在生产4周后阴道仍有血液流出，量多，为暗褐色或红褐色，有臭味，并伴有腹痛，就要警惕是否子宫复旧不全，需及时去医院诊治。

产后子宫脱垂的预防与护理

子宫脱垂是指支撑子宫的组织受损伤或薄弱，致使子宫从正常位置沿阴道下降，子宫颈外口坐骨棘水平以下甚至子宫全部脱出阴道口外的一种生殖伴邻近器官变位的综合征。新妈妈原来体质就虚弱，产后由于经常咳嗽、便秘，腹压增加而引起。此外，产后过早活动，尤其是过早从事重体力劳动，如提拉重物，长时间蹲位、立位等，这些是女性患子宫脱垂的最主要病因。

　　为了预防子宫脱垂的发生，在产褥早期就应当做简单的康复体操，加强产后锻炼，并且逐渐增加运动量，以促进盆底组织早日恢复；在产褥期间不要总是仰卧，应当经常更换体位，如侧卧或俯卧，以避免子宫后倾，因后倾的子宫更容易脱出；做家务时最好是站着或坐着，避免蹲位干活，如蹲着洗尿布或择菜；产后尤应防止便秘或咳嗽，因为这些都能增加腹腔内压，使盆底组织承受更大的压力而容易发生子宫脱垂。

　　下面为大家介绍两种产后子宫脱垂的运动疗法：

　　缩肛运动：用盆底肌肉收缩法将肛门向上收缩，就如同大便完了收缩肛门那样。每天做数次，每次收缩10～20下。

　　臀部抬高运动：平卧床上，两脚收起，紧贴臀部，两手臂平放在身体两侧，然后用腰部力量将臀部抬高与放下。每天2次，每次20下左右，并逐步增多次数。

产后阴道炎

　　阴道炎是阴道黏膜及黏膜下结缔组织的炎症，当阴道的自然防御功能遭到破坏，则病原体易于侵入，导致阴道炎症。产后阴道炎产生的原因主要有以下几种：

1.非细菌性的阴道炎症

产后出血时间太长，血液刺激引起充血而导致的阴道炎症。

2.细菌感染导致的阴道炎

产后出血时间长，抵抗力下降，导致细菌侵袭而引发的阴道炎症。

3.剖宫产后阴道干涩导致的阴道炎

剖宫产之后的新妈妈会阴道干涩，出血时间比较长，阴道激素水平下降，从而诱发阴道炎。

如果新妈妈患了产后阴道炎，应注意个人卫生，保持外阴清洁干燥；勤洗换内裤；患病期间用过的浴巾、内裤等均应煮沸消毒；治疗期间禁止性交或采用避孕套以防止交叉感染；反复发作者应检查丈夫的小便及前列腺液，必要时反复多次检查，如为阳性应一并治疗；饮食宜清淡，忌辛辣刺激，以免生湿热或耗伤阴血；注意饮食营养，增强体质，以驱邪外出。

乳腺炎的防治与护理

乳腺炎是产褥期常见的一种疾病，多为急性乳腺炎，常发生于产后3～4周的哺乳期妈妈，所以又称为哺乳期乳腺炎。急性乳腺炎最初表现为乳头皲裂、疼痛，哺乳时疼痛加剧，以致新妈妈惧怕或拒绝哺乳，继而出现乳汁淤积、乳房胀痛不适等或乳房中有块状物存在，局部可以出现红、肿、疼痛、压痛或痛性肿块；感染严重者，可以发现肿块增大，伴有波动感，并可出现腋下淋巴结肿大、疼痛和压痛；同时出现寒战、高热等全身症状。因此，如果哺乳期的新妈妈发现乳房出现异常疼痛、红肿等现象，应及时就医。

乳汁淤积、排乳不畅是产后乳腺炎发病的主要原因；新妈妈的乳头皮肤抵抗力较弱，容易在宝宝的吸吮下造成损伤，使乳汁淤积，细菌侵入，也易感染致乳腺炎。另外，新妈妈的乳汁中含有比较多的脱落上皮细胞，容易引起乳管的阻塞，使乳汁淤积加重，如不及时疏通极易发生乳腺炎。

急性乳腺炎是与产后哺乳相关的疾病，可以通过指导产妇使用正确的哺乳方法来进行预防。另外，保持愉快的心情，清淡均衡的饮食也是预防乳腺炎的有效途径。

乳头皲裂的护理

乳头皲裂是哺乳期乳头发生的浅表溃疡。常在哺乳的第1周发生，轻者仅乳头表面出现裂口，甚者局部渗液渗血，日久不愈反复发作易形成小溃疡，处理不当又极易引起乳痛。

产后乳头皲裂的原因有很多，例如，乳头内陷或过小，使婴儿吸吮困难，吸乳时用力过大发生乳头损伤；新妈妈的哺乳姿势不正确，未把乳头及大部分乳晕送入婴儿口中；过度地在乳头上使用肥皂或乙醇干燥剂之类刺激物；乳汁分泌过多，外溢侵蚀乳头及周围皮肤，引起糜烂或湿疹；婴儿口腔运动功能失调或口腔有炎症，在哺乳过程中将乳头咬破也可造成乳头皲裂。

预防乳头皲裂，日常生活护理很重要。

新妈妈可以经常用干燥柔软的小毛巾轻轻擦拭乳头，以增加乳头表皮的坚韧性，避免宝宝吸吮时发生破损。

对于有乳头下陷或扁平的新妈妈，应该积极纠正，每次擦洗乳头时，用手轻柔地将乳头向外捏出来；或用手指轻轻将乳头向外牵拉，同时捻转乳头，再用70%酒精擦拭乳头。待乳头皮肤坚韧后，就不再容易发生内陷。

养成良好的哺乳习惯，每天定时哺乳，每次哺乳时间不宜过长，15～20分钟即可。

每次喂奶前后都要用温开水洗净乳头、乳晕，包括乳头上的硬痂，保持干燥、清洁，防止乳头及乳晕皮肤发生裂口。

裂口疼痛厉害时暂不让宝宝吸吮，用吸乳器及时吸出奶水，或用手挤出奶水喂宝宝，以减轻炎症反应，促进裂口愈合。

产后尿潴留

正常情况下，新妈妈在产后4～6小时就会自解小便，但有些新妈妈产后没有小便排出，自己没有明显的排尿感觉，但检查发现膀胱充盈很明显；有的能感觉到有明显的尿意却排不出小便，非常难受。这种情况在医学上叫作"产后尿潴留"。

剖宫产产妇的尿潴留发生率明显高于自然分娩产妇，这可能与剖宫产术中术后安置导尿管有关。尤其是剖宫产后需要在床上解小便，许多新妈妈不能适应，因此很容易尿不彻底，留有残余尿，发生尿潴留。

对于尿潴留，新妈妈首先应消除恐惧心理。产后4小时即应主动排尿，即使排尿很困难也应每3～4小时做一次排尿的动作，这样有利于锻炼膀胱逼尿肌和腹肌的收缩力。不习惯卧位排尿的新妈妈，可试着起床小便或坐在床上小便。

产后要多饮水，多喝汤，使尿量增多，既可清洁尿道，又可以预防尿潴留。但已发生尿潴留者则应少喝汤水，尽量减少膀胱负担。为了加强腹壁对膀胱的压力，可以做深呼吸和用手按摩腹部。还可用热水袋热敷膀胱部位刺激膀胱收缩并促进局部血液循环，有利于排尿。用热水清洗外阴，或用温开水冲洗尿道周围，或用小容器盛水从高处将水倒在低处的大容器内，水流声有利于排尿。经以上处理仍不能排尿者，应及时请医生给予治疗。

产后尿路感染

尿道感染是由细菌、病毒、真菌或多种寄生虫引起的。一般分为上泌尿道感染和下泌尿道感染。按细菌侵入的途径又可分为血性感染、上行感染、下行感染。

1.注意清理恶露

每天都要用温水清洗外阴，保持阴道清洁，恶露量多时要注意阴道卫生，每天用温开水或1：5000高锰酸钾液清洗外阴部。

2.选择柔软的卫生护垫

选用消毒卫生护垫，护垫要柔软，并且要经常更换，减少病毒侵入机会。

3.多喝水

保证白天排尿4～6次。对于偶尔发作的尿道感染，用多喝水（每天2000毫升～3000毫升）的方法基本能自愈。容易发生尿道感染的妈妈，建议每天每隔2～3小时排一次尿。

4.不要憋尿

一有尿意应立即排尿，不要憋不住了才排。排尿时，尿液将尿道和阴道口的细菌冲刷掉，有天然的清洁作用，同时避免了细菌的生长和繁殖。

5.内裤宽松

内裤不要穿得过紧，宽松为宜，面料最好选择纯棉制品，此外还要做到经常换洗内裤，在阳光下晒干杀菌。让外阴有清洁的环境，不利于病菌的生长和繁殖。

产后便秘的护理

有的新妈妈在产后出现排便困难，大便干结，甚至诱发痔疮。究其原因主要有以下几点：妊娠晚期子宫增大，腹部过度膨胀，使腹部肌肉和盆底组织松弛，排便力量减弱；新妈妈在产后几天内多卧床休息，活动减少，从而影响胃肠蠕动，导致排便困难；新妈妈在产后的最初几天内饮食单调，往往缺乏纤维素食物，尤其粗纤维的含量减少，这就减少了对消化道的刺激作用，也使肠蠕动减弱，影响排便。

产后便秘是可以预防的。分娩后应适当活动，不能长时间卧床；产后头两天应勤翻身，吃饭时应坐起来；分娩后应尽早下床活动；多喝汤、多饮水，每日进餐应适当配一定比例的杂粮，做到粗、细粮搭配，力求主食多样化；在吃肉、蛋食物的同时，还要吃一些含纤维素多的新鲜蔬菜和水果；平时应保持精神愉快、心情舒畅，避免不良的精神刺激，因为不良情绪可使胃酸分泌量下降，肠胃蠕动减慢。

产后痔疮的护理

妊娠期因胎儿增大压迫直肠，使直肠肛门的静脉回流发生障碍，引起痔静脉曲张而形成痔疮。分娩时可造成肛门局部的痔静脉回流障碍，引起痔疮，甚至引起痔静脉的破损，导致血栓性外痔以及炎症性外痔。另外，分娩后由于腹腔空虚，大便意识迟钝，常常数日无大便，加上卧床较久，排便无力，使粪便在肠道中滞留时间过久变得高度硬结，排便时也容易使肛门受伤致病。

1.勤喝水、早活动

由于产后失血，肠道津液水分不足，以致造成便秘，而勤喝水、早活动，可增加肠道水分，增强肠道蠕动，预防便秘。

2.饮食要科学

主食粗细搭配，佐餐有荤有素，饭后吃一些水果。重视早餐，早餐后食物进入胃，可引起胃与结肠反射，增强蠕动，有利于粪便排出。新妈妈的食物一定要搭配芹菜、白菜等含纤维素较多的食品，这样消化后的残渣较多，大便易排出。

3.勤换内裤、勤洗浴

不但保持了肛门清洁，避免恶露刺激，还能促进该部的血液循环，消除水肿，预防外痔。

4.早排便、早用开塞露

产后应尽快恢复产前的排便习惯。一般3日内一定要排一次大便，以防便秘；产后妈妈不论大便是否干燥，第一次排便宜用开塞露润滑粪便，以免撕伤肛管皮肤而发生肛裂。

5.适当补充一些增加胃肠蠕动的食物

有很多食物可以增加胃肠蠕动，对便秘症状会有改善，如蜂蜜、芹菜、西红柿、梨、胡萝卜、番薯、胡桃仁等。

正确认识产后抑郁

产后抑郁症是一种在产后2周内突然出现的以抑郁为主要表现的精神障碍，主要表现为情绪低落、自责自罪、焦虑不安、反应迟钝，并伴有失眠、食欲减退、月经不调等。患产后抑郁症的新妈妈容易悲伤流泪，无心打扮，不思饮食，甚至连孩子也不想照顾，严重者有自杀倾向。产后抑郁症持续时间从3周到3个月，个别情况可持续14个月甚至更长时间。

1.产后抑郁症的危害

妈妈患产后抑郁症可能会对婴儿造成不良影响。妈妈可能拒绝照管婴儿，不愿抱婴儿或给婴儿哺乳；不注意婴儿的反应，婴儿的啼哭不能唤起妈妈注意；厌恶孩子或害怕接触孩子，甚至出现一些妄想，如认为婴儿是新的救世主（夸大妄想）、孩子生病或死亡（疾病妄想）、孩子的形状、大小、色泽改变（体象改变）或孩子变为野兽或邪恶（变兽妄想）等。据报道，儿童多动症即与妈妈的产后抑郁症有关。

2.预防和应对的方法

对产后抑郁症，社会和家庭都要予以充分的重视。产前要尽量做好身体、心理、物质三方面充分的准备，帮助新妈妈顺利度过这一特殊时期。许多产后抑郁症是由于新妈妈体力不支、能力不够、奶水不足、睡眠紊乱等身体上的因素造成的，家人要多帮助新妈妈照顾婴儿，保证新妈妈能够充分休息，不要让新妈妈过度疲劳。家人不要对生男生女抱怨、指责，给新妈妈创造一个良好和谐的家庭环境。另外，提倡母乳喂养本身是件好事，但不要催吃能下奶的食物，好像妈妈只是喂养婴儿的工具，也会使其身心受到某种伤害。

月子里，丈夫最好能陪伴在妻子身边，协助护理婴儿，如帮助给婴儿洗澡、换尿布等。有些丈夫怕孩子哭影响自己的睡眠，夜里就独自到其他房间睡，这样会使妻子觉得委屈。丈夫要多陪伴妻子，并谅解妻子产褥期的情绪异常，避免争吵。丈夫多与婴儿接触还会使父子之间感情得到进一步培养。

新妈妈自己也要注意调节情绪，不要勉强做自己不愿意做的事，心情不好的时候可以分散注意力，想一些高兴的事情；勇于寻求和接受帮助，告诉家人自己的困惑和烦恼，及时沟通，让他们了解你需要什么，不要把事情都隐藏在心里，让别人猜自己的心思是很愚蠢的做法；适当的锻炼会使心情愉快，还能更快地恢复美丽的体形。

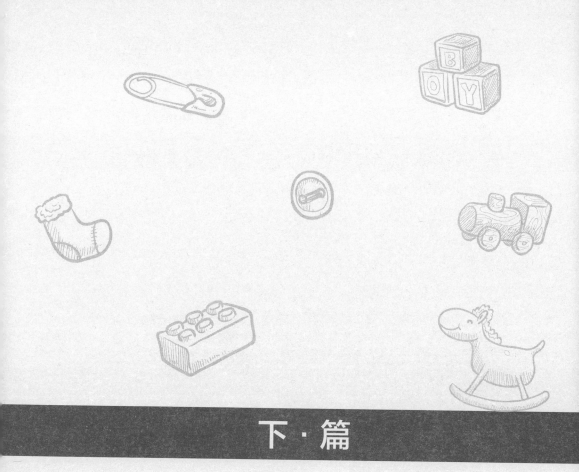

下·篇

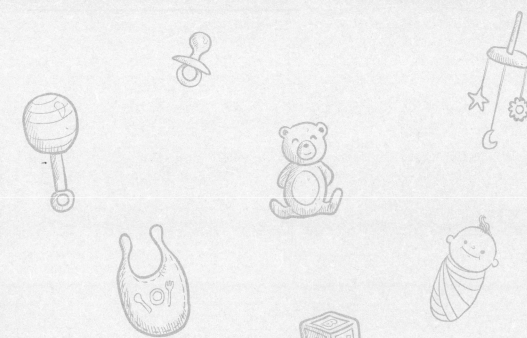

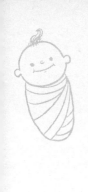
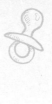
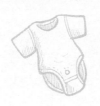
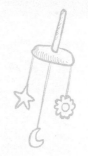

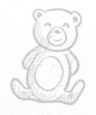
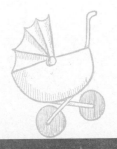

宝宝篇

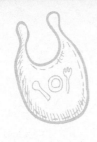
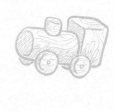

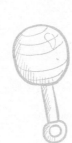

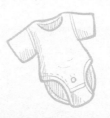

01／新生儿护理技巧

新生儿吐奶、溢奶怎么办

婴儿的胃容量小，呈水平位，贲门肌较弱，而幽门肌发育良好，因此新生儿胃的出口紧而入口松，奶液容易反流，发生吐奶、溢奶现象。一般等宝宝长到6～8个月之后这种情况会自行消失。只要体重增长正常，精神良好，妈妈就不必太过担忧。

1.防止宝宝吐奶的方法

要掌握好喂奶的时间间隔。一般每隔3～4小时喂1次奶比较合适，不要频繁喂奶，以免宝宝因胃部饱胀而吐奶。

在喂奶时，要让宝宝的嘴裹住整个奶头，不要留有空隙，以防空气乘虚而入。用奶瓶喂时，还应让奶汁完全充满奶嘴，不要怕奶太冲而只到奶嘴的一半，这样就容易吸进空气。

喂奶姿势要正确。让宝宝的身体保持一定的倾斜度（45°）可以减少吐奶的机会。

喂完奶后不要急于放下宝宝，要让宝宝趴在妈妈肩头，用手轻拍宝宝的背部，让他打嗝，排出腹内的空气。另外，放宝宝躺下时，应先让宝宝右侧卧一段时间，无吐奶现象再让他仰卧。

2.防止宝宝溢奶的方法

宝宝溢奶是因为吃奶时一些空气被吸到胃里，这些空气在宝宝吃完后会从胃里溢出，同时带了一些奶水出来，就形成了溢奶。溢奶时奶水是自然从宝宝口中流出的，宝宝没有痛苦的表情，一般在哺乳过后吐一两口就没事了，妈妈无须紧张，只要每次哺乳后，将宝宝竖直抱起，帮他拍几个嗝出来，将胃里的空气排出，溢奶就会减少。

如果拍完嗝宝宝还会溢奶，就让他俯卧一会儿。不过，俯卧的时候，妈妈一定要守在宝宝身边，以免宝宝窒息。

如果宝宝吐奶、溢奶的同时，有精神萎靡、食欲不振、发热、咳嗽等症状，且体重、身高都增长缓慢，妈妈应及时带宝宝就医。

哪些情况不宜母乳喂养

由于大自然的合理安排，一般新妈妈如果自我调养得当，在哺乳期间不易得病，有些小病自身会很快调理过来，身体似乎比以往还健康。但也不能排除得病的可能性，妈妈得病了怎么办？

1.有些病不能给宝宝哺乳

妈妈身体虚弱，在未恢复健康之前一般不宜哺乳。例如，严重贫血的妈妈，哺乳可能会增加自己身体的负担，要适当考虑不哺乳或减少哺乳，对婴儿采取混合喂养（一半母乳喂养，一半配方奶喂养）或人工喂养（完全牛奶喂养）的方式。

如果患有活动性肺结核、严重的心脏病，或肾脏病、糖尿病、肝炎等消耗性疾病和严重的急慢性疾病，均不宜给宝宝哺乳；患癌症、精神病也要终止哺乳；患有艾滋病或HIV呈阳性的产妇，由于病毒可能会通过乳汁传染给婴儿，禁止给婴儿哺乳。

关于母体携带乙肝病毒的母乳喂养问题，现在一般认为，携带乙肝病毒的产妇，如果为单纯乙肝表面抗原（HBeAg）阳性，可以考虑母乳喂养；但急性乙肝、乙肝表面抗原（HBsAg）和乙肝 e 抗原（HBeAg）双阳性的产妇，产后不宜母乳喂养。此外，携带乙肝病毒的产妇应注意个人卫生，喂奶前应认真清洁乳头，避免口对口地喂食，饭前便后要注意洗手。

患心脏病的新妈妈，产后最初3天应当充分休息并严密观察，暂不喂奶，待产后心脏病情比较稳定后再行哺乳。最初几天哺乳，应在保证足够的休息时间的前提下进行，同时仍应密切观察产妇的心率、心律、呼吸、脉搏、血压、体温等的变化，一旦有或疑似有心力衰竭现象，应立即停止哺乳。

2.有些病应暂停给宝宝哺乳

产褥感染治疗期间，如患有感冒、发热、急慢性传染病或急性腹泻，应根据治疗药物的种类而决定能否哺乳，如果选用的药物相对安全，可询问医生是否可以继续哺乳。

在乳腺炎初期或轻度乳头皲裂的情况下仍可继续哺乳。如果乳头开裂严重，已经发生乳房脓肿，则必须停止患病侧乳房的哺乳，健康的一侧仍可继续喂奶。停止哺乳期间，应使用吸奶器定时吸出乳汁，以保持乳房持续泌乳功能。病情稍一缓解就让婴儿吸吮乳汁，以免乳汁淤积更加重乳腺炎症，婴儿频繁有力的吸吮或用吸乳器将乳房内的乳汁吸空可以有效预防乳腺炎。

新生儿脐带的护理

脐带是胎儿与母体胎盘相连接的纽带，是母体供给胎儿营养和胎儿排泄废物的必经之道。胎儿娩出后，医生会在离儿体1厘米～2厘米处将脐带结扎剪断，一般1～3周在脐部皮肤与脐带交界的地方脱落，在脐带脱落之前应保持它的清洁。

1.保持脐部的干燥与清洁

在脐带脱落前，每天都要用浓度为75％的酒精清洗、消毒被剪断的脐带周围和脐带的根部，至脐带脱落后局部干燥为止。需要注意的是，用酒精棉棒擦洗脐带的次数每天不要超过2次，酒精使用得多了会烧坏新生儿健康的皮肤。每天给新生儿洗澡后要尽快用消毒的棉花棒蘸干脐带的根部，不要让脐带的根部存水。

2.不要包裹或摩擦脐部

大面积包裹的纱布更易被汗及尿液等污染，这样容易导致包裹住的脐带内不通风，使脐根不易干燥，不利于脐带脱落。另外，不要让尿布摩擦到宝宝的脐带，防止感染。

3.不要怕碰新生儿的脐部

新生儿的脐带剪断结扎后会形成一个创面，可能有渗血，创面和所渗出的血会结成一个痂块，结痂后如果不去管它，痂块会严严实实地盖住脐带根部。这是细菌很好的生存环境。因此，不要怕碰新生儿的脐带，尤其是结痂后，每天都应该用酒精棉棒掀起痂块，擦一擦脐根部。

如果宝宝脐部红肿，流出的物体有异味，应及时去看医生，看脐部有无感染。脐带脱落前，如果要游泳或者洗澡，需要用防水贴贴住脐带、脐窝以做保护，离开水后及时做清洁干燥。脐带完全脱落后就可以正常洗澡了。

如何给新生儿洗澡

洗澡能促进血液循环和新陈代谢，可以丰富对皮肤的刺激，以利于感知觉的发展。洗澡的过程也是建立亲子关系的过程，洗澡时妈妈温柔的话语、轻轻的抚摸、亲昵的眼神、水的滋润和波动都会让宝宝得到全身心的满足。宝宝一出生即可洗澡，每天1次，夏天可以每天洗2～3次。

1.洗澡前的准备

将室温提高到25℃～28℃。提高室温可用空调，也可用电暖器。关好门窗，不要有对流风。

准备好洗澡时所需的物品：浴盆、婴儿皂、擦洗用的小毛巾或海绵块儿、包裹用的大浴巾、擦鼻孔及耳道用的棉棒、鞣酸软膏、75%的酒精（处理脐带用）、换洗的衣服和包裹用的单子或小被、尿布等。

浴盆内先加冷水再加热水，水温以40℃为佳，可以用婴儿洗澡专用的温度计测试，也可以用手背或手腕测试，感觉温暖不烫即可。

给新生儿洗澡的大人要摘掉手表、戒指、手镯等金属类物品，以防剐伤、硌伤新生儿。

2.洗澡的步骤

脱去新生儿的衣服，用浴巾包裹住下半身。

将新生儿抱到浴盆边，如浴盆放在地上，就将新生儿放在大人的大腿上；如浴盆放在高处，就将新生儿的身体托在大人的前臂上，置于腋下。用手托住新生儿的头，手的拇指和中指分别压在新生儿的两个耳朵前，以避免洗澡水流入耳道。也可用左肘和腰部夹住新生儿的臀部和双腿，并用左手托起新生儿的头。

洗脸。用小毛巾或海绵块儿蘸上水由内向外轻轻擦洗，具体顺序是：额头→眼角→鼻根部→鼻孔→鼻唇沟→口周→颌→颊部→外耳道。需要注意的是，一定不要用任何香皂，包括婴儿皂。因为新生儿的面部皮肤非常敏感，只用清水即可。

洗头。先用清水把宝宝的头发打湿，再涂上婴儿洗发液轻轻揉洗，最后用清水冲洗干净。要注意清洗耳后的皱褶处。

洗身子。洗的顺序是：先胸腹部再后背部。要重点清洗颈下、腋窝皮肤的皱褶部分。洗完上身后用浴巾包好，将新生儿的头部靠在大人的左肘窝，左手握住宝宝的大腿，开始洗下半身及双下肢。洗的顺序仍然是由前至后，重点部位是腹股沟及肛门。女婴的外阴有时有白色分泌物，应用小毛巾从前向后清洗；男婴应将阴茎包皮轻轻翻起来洗（如果无法翻起不要硬行处理，可以在体检时咨询儿保医生）。脚趾缝也要分开来清洗。

出浴。洗完后迅速将宝宝放到准备好的干浴巾中，轻轻蘸干身上的水，千万不要用力擦，以免擦伤新生儿的皮肤。

脐部处理。用75%的酒精擦拭脐带，先擦外周，再换一根棉棒擦脐带里边，最后用干棉棒蘸干。

3.洗澡后需要做的

洗完澡后可在臀部薄薄地抹上一层护臀霜，防止尿布疹，然后把宝宝抱入小被中，包好或穿上衣服。半小时之内尽量不要打开包裹，以利于保湿，防止水分丢失。用药棉轻轻蘸干宝宝的鼻腔和耳道，以防有水进入后存留。

不要频繁给宝宝使用婴儿洗护用品

虽然很多婴幼儿洗护用品都声明没有任何伤害，但毕竟是化学产品，而新生儿的皮肤又极其娇嫩，频繁使用很容易受到刺激，引起过敏，所以最好不要频繁使用。

一般来讲，洗脸只用清水即可。沐浴液可以购买洗头、洗澡功效二合一的产品。洗澡1周用1次沐浴液即可。如果新生儿头上有奶痂，每周可以用沐浴液洗两次头，如果没有奶痂，同洗澡一样，每周1次即可。

洗完后，不要给新生儿使用润肤乳，宝宝皮肤不吸收，残留在身体上反而滋生细菌，很容易造成感染。

如何给新生儿做抚触

出生24小时的新生儿即可开始接受抚触，抚触可以提高新生儿的免疫功能，科学正确的婴儿抚触为其体魄健康、智商及情商的开发创造了良好的条件。观察后发现，宝宝在经过抚触后大都会很安静，睡得香，醒来也很高兴。那些睡眠有障碍的宝宝在经过抚触以后也能很快入睡，并睡眠平稳。实验还发现，经过抚触的早产儿食欲都有所增加，吃奶量增多，体重也长得快，到产后42天复查时，发现他们的体重、身长、头围都比没有接受抚触的宝宝要明显增加。一般建议在洗完澡后、午睡或晚上睡觉前、两次哺乳间进行抚触。抚触应从头面部、胸部、腹部、四肢到手、足、背部有次序地进行，每次时间先从5分钟开始，以后逐渐延长到15~20分钟，每日1~2次。

1.脸部抚触

在手掌中倒适量婴儿油，将手搓热。从新生儿前额中心处开始，用双手拇指轻轻往外推压，然后依次推压眉头、眼窝、人中、下巴。这些动作可以舒缓脸部因吸吮、啼哭及长牙所造成的紧绷。做6个节拍。

2.胸部抚触

双手放在宝宝的两侧肋缘，先是右手向上滑向宝宝右肩，复原；换左手，方法同前。这个动作可以顺畅呼吸循环。做6个节拍。

3.手臂抚触

双手先捏住宝宝的一只胳膊，从上臂到手腕轻轻挤捏，再按摩小手掌和每个小手指。换手，方法同前。这个动作可以增强手臂和手的灵活反应，增加运动协调功能。做6个节拍。

4.腹部抚触

在宝宝腹部以顺时针方向按摩。这个动作可以加强婴儿内排泄功能，有助排气，疏解便秘。按摩动作要在婴儿下腹结束（右下方），这是排泄器官所在部位，目的是把排泄物推向结肠。注意：在脐痂未脱落前不要进行这个按摩动作。做6个节拍。

5.腿部抚触

从宝宝的大腿开始轻轻挤捏至膝、小腿，然后按摩脚踝、小脚及脚趾。这个动作是增强腿和脚的灵活反应，增加运动协调功能。做6个节拍。

6.背部抚触

宝宝趴在床上（注意宝宝脸部，使其呼吸顺畅），双手轮流从宝宝头部开始，沿颈部顺着脊柱向下按摩，再用双手指尖轻轻从脊柱向两侧按摩。动作结束后，还可将手轻轻抵住宝宝的小脚，使宝宝顺势向前爬行（注意：新生儿做1～2个爬行动作即可）。这个动作可以舒缓背部肌肉。做6个节拍。

新生儿囟门的护理

新生儿头顶部和头后部各有一块头骨没有合拢，摸上去手感柔软，并有与脉搏一样的跳动，医学上称为囟门。前面的囟门较大，呈菱形，叫作前囟；后面的囟门较小，叫作后囟。很多新爸爸新妈妈因为对囟门缺乏了解，不敢去碰、不敢清洗，以至于污垢堆积，这反倒容易引起宝宝头皮感染，继而发生脑膜炎或脑炎。所以囟门的日常清洁护理非常重要。

1.囟门的清洁

妈妈可以在给宝宝洗澡时，清洁囟门，用宝宝专用洗发液轻轻揉一会儿，然后用清水冲净后擦干即可。如果宝宝囟门上有污垢不易洗掉，不要用力搓揉，可以用消过毒的纱布蘸取一点儿麻油（干净的、熟的麻油）敷在宝宝的囟门处，软化2～3小时后，就可以很容易地洗掉了。

2.囟门的保护

新妈妈在照顾宝宝时，不要让硬物或尖锐的东西碰触宝宝头部。如果不慎擦破了宝宝的头皮，可以立即用棉球蘸取酒精帮宝宝消毒，以免感染。另外，室温比较低或者要带宝宝外出时，最好给宝宝戴上帽子，或用毛巾罩住囟门。

后囟在宝宝出生的时候只留下了约一指宽的缝隙，大约3个月后就会合拢，我们通常提到的囟门都是指前囟，这个区域在宝宝长到1～1.5岁的时候会合拢，最晚不会超过1岁半。

新生儿眼部护理

近年来，我国儿童眼部疾病的发病率呈不断上升趋势，其中近视、斜视和弱势都呈明显上升趋势。其实，爸爸妈妈在日常生活中给予足够的呵护和关注，很多眼部疾病是能够及早发现，甚至是避免的。

1.注意眼部卫生

新生儿的眼睛无论在解剖学还是在生理学上，都没有发育完善，大约1岁后才能获得正常的视觉功能。因此，一定要注意眼睛的卫生。

洗脸用具，包括毛巾、脸盆等要专用，且每日消毒一次。在护理新生儿时，护理人员要先将手洗净，避免交叉感染，在给新生儿洗头、洗澡时注意洗发液、沐浴液等不要进入双眼。

2.不要使用闪光灯

新生儿在出生前经过了漫长的子宫"暗室"生活，因此对光线的刺激十分敏感。新生儿眼睛受到较强光线照射时还不善于调节，同时由于视网膜发育尚不完善，新生儿遇到电子闪光等强光直射时，可能引起眼底视网膜和角膜的灼伤，甚至有失明的危险。因此，为新生儿拍照时最好利用自然光源，切莫用电子闪光灯及其他强光直接照射孩子的面部。

3.科学护理，预防斜视

由于孩子的眼肌正处于发育中，一些不适当的护理有可能导致斜视的发生。有的父母喜欢在孩子的床中间悬挂上孩子喜欢的玩具，逗得孩子经常盯着中间看，时间长了就有可能导致内斜视。正确的方法是将孩子的玩具悬挂在床栏周围，并将孩子特别喜欢的玩具经常更换位置。如果孩子的床一侧靠窗户，那么孩子头的朝向也应经常变换，一周头向北睡，一周头向南睡，因为孩子喜欢看亮的方向。另外，妈妈喂奶的姿势及方向也应经常变换，因为宝宝往往窥视固定的灯光，如果长期固定一个喂奶姿势，也容易造成宝宝斜视。

新生儿鼻部护理

1.鼻屎的处理

新生儿因面部颅骨发育不全，鼻及鼻腔相对短小，容易产生鼻屎且不易清除。发现新生儿有了鼻屎千万不要去掏和抠，因新生儿几乎都没有下鼻道，掏鼻屎时很可能掏不出来，却将鼻屎捅进鼻咽管或气管，后果反而更不好。可以往新生儿的鼻孔里点一滴植物油，几秒钟后将宝宝的头抬高，鼻屎可自己滑出来；也可在新生儿的鼻梁上敷一块温热的小毛巾，既可使新生儿的鼻腔湿润，又可软化鼻屎，使其自然滑出鼻腔。

2.鼻黏膜感染

新生儿的鼻黏膜血管丰富，特别易受感染，即便是普通感冒也可使鼻黏膜感染。在鼻黏膜感染时会充血肿胀，使已经狭窄的鼻腔更加狭窄，严重时可使鼻腔闭塞，而造成呼吸困难。这时候新生儿会烦躁不安，吃奶时因喘不上气而拒乳。当新生儿感冒有鼻涕时，可以用吸鼻器帮助宝宝及时清理，以保持新生儿呼吸的通畅。

新生儿耳部护理

新生儿的耳道上下壁很接近，使耳道几乎呈缝隙状，羊水、脱落的上皮、皮脂腺分泌物及细菌等，都极易存留在耳道深处，形成耳耵或造成外耳道炎；因咽鼓管短，平卧喂奶易呛奶至鼓室，这些因素均能诱发中耳炎等病。因此，护理好新生儿的耳朵非常重要。

1.洗脸、洗头时要注意耳部护理

给新生儿洗脸、洗头时一定注意不要让水流入耳道，万一进了水应立即用消毒棉签蘸干。给新生儿喂完奶或水后要让宝宝侧身睡，以防宝宝吐奶后流进耳道。

2.外耳道炎的护理

如果新生儿患湿疹，尤其是头面部，很可能蔓延到宝宝的耳道，从而诱发外耳道炎，也极易使耳耵形成。耳耵经奶、水等液体浸泡后膨胀，使新生儿感到不舒服，严重者可引起感染。因此，如果发现新生儿的外耳已经患了湿疹要给予及时治疗。

3.中耳炎的护理

如果新生儿患中耳炎，外耳道有分泌物，先用棉签清除，以免妨碍药水流到耳外影响药物的疗效。宝宝取卧位或坐位，患耳朝上。用左手牵引患耳耳郭向后下方，使耳道变直，滴入药水，以防造成外耳道损伤。

新生儿口腔护理

新生儿的口腔黏膜非常细嫩，血管丰富，唾液分泌少，容易破溃感染。破溃的原因主要有被奶及水烫伤，被硬东西硌伤，擦口腔、挑"马牙"等不良行为造成的擦伤等，还可能因奶瓶、奶嘴消毒得不够彻底或抗生素的滥用等原因引起鹅口疮。因此，护理口腔很重要。

1.喂奶前要洗手

无论是母乳喂养还是人工喂养，护理人员在给新生儿喂奶、喂水前后一定要洗手。洗手时注意手上不要有残留的洗手液，而且最好用温水洗手。

2.哺乳妈妈要保持乳头的清洁

新妈妈在喂奶前一定要用温水清洗乳房和乳头。清洗乳头一方面可以保证乳头的清洁，避免对宝宝造成感染；另一方面，用温水洗乳头能增加乳头、乳晕皮肤的柔韧度，使宝宝在吸乳时减少妈妈乳头的疼痛，也可避免乳头皲裂的发生。

3.奶瓶、奶嘴要及时清洗、消毒

奶嘴、奶瓶在使用后要清洗干净，然后放入消毒锅内进行集中消毒。奶瓶要用一个取一个，以防被再次污染。

4."马牙"不用擦

新生儿的口腔内，上腭的中线旁及牙龈边缘上常常可见黄白色的小点，有芝麻粒大小，是胚胎发育过程中上皮细胞堆积或黏液腺潴留、肿胀所致，我们称其为上皮细胞珠，俗称"马牙"。有些家长认为"马牙"会影响孩子吸吮，所以就用针挑或用布蘸药水、奶水擦口腔，这种做法是很危险的。

新生儿的口腔黏膜柔嫩，唾液分泌又少，容易被损伤，而且黏膜下的血管又很丰富，细菌很容易从破损的黏膜处侵入血液。新生儿败血症很多时候就是来源于口腔的炎症。因此，父母要十分小心地保护新生儿的口腔黏膜不受损伤，减少感染的机会，"马牙"不用擦，它是细胞脱落不完全所致，对宝宝没有任何影响，它会随着宝宝进食、吸吮的摩擦而自行脱落。

新生儿私处护理

1.男婴私处的清洁方法

妈妈洗净自己的手，把柔软的小毛巾用温水沾湿，用手把阴茎扶直，轻轻擦拭根部和里面容易藏污纳垢的地方，但不要太用力。另外，阴囊表皮的皱褶里很容易积聚污垢，妈妈可以用手指轻轻地将皱褶展开后擦拭，再擦干净肛门周围的脏东西。等宝宝的私处完全晾干后再换上干净、透气的尿布。

2.女婴私处的清洁方法

妈妈洗净自己的手，把柔软的小毛巾用温水沾湿，从前向后擦洗。先清洗阴部后清洗肛门，以免肛门残留污物污染阴道。女宝宝大腿根部的夹缝里也很容易粘有污垢，妈妈可以用一只手将夹缝拨开，然后用另一只手轻轻擦拭，等小屁股完全晾干后再换上尿布。

3.新生儿私处护理需要注意的问题

女孩阴道内菌群复杂，但能互相制约形成内环境平衡，在护理的时候尽量不要去打乱这种平衡，所以清洁时用温开水即可，千万不要添加别的清洁用品。

给宝宝清洗私处时水温要控制在38℃～40℃，这不仅仅是要保护宝宝的皮肤不受热水烫伤，也能保护男宝宝阴囊不受烫伤。

给宝宝清洗外阴的盆和毛巾一定要专用，不应再有其他用途。

不要随便挤新生儿的乳头

有的宝宝出生后，乳头向内凹陷；有的宝宝则乳房肿大，或有乳汁流出。新生宝宝乳头内陷和乳房肿胀都是正常的生理现象，不会影响宝宝将来乳房的正常发育。

宝宝的乳房肿胀或有乳汁流出，都是新生儿的正常生理现象，一般在出生2周后就会自行消失；而宝宝乳头内陷，一般在青春期，第二次发育的过程中都会得到改善。出生1~2周的宝宝乳腺正处在肿胀阶段，如果这时给宝宝挤乳头，很容易伤害宝宝乳房，严重时会导致化脓性乳腺炎。所以，无论宝宝乳头内陷还是乳房肿胀，建议妈妈最好不要去挤压。

新生儿的听力发展

胎儿的听觉器官发育相当早，听神经从胎龄6周即开始逐渐发育，15~29周开始有听觉，24周左右耳蜗的形态和听神经的分化基本完成，至25周听觉几乎与成人相等，28周时则对音响刺激已具有充分的反应能力。那么胎儿出生后他们的听力发展得如何呢？

1.一出生即有对声音的定向能力

在新生儿觉醒时，让他头向前方，用一个小塑料盒，内装少量玉米粒或黄豆粒，在距新生儿耳旁10厘米~15厘米处轻轻摇动，发出很柔和的碰撞声。通过仔细观察你会发现，新生儿很快变得警觉起来，转动眼睛，接着把头转向声音发出的方向。有时他还要用眼睛寻找小塑料盒，好像在想："是这小玩具发出的好听的声音吗？"如果将其头恢复到正前方，在新生儿的另一侧耳旁重复上述动作，他仍可把头正确地转向发出声音的方向。所以，有人形象地称新生儿的头是"自动天线"，能自动地移动到最好的接收声音的方向。他们不但能听，而且能看声源，说明眼和耳两种感受器官内部已经由神经系统连接起来了。这种连接使新生儿能感受外来的刺激，更好地适应环境。

2.新生儿喜欢熟悉的声音

"咦？爸爸妈妈好像在叫我！"新生儿喜欢听人说话的声音，反感噪声的干扰。因为在胎儿期感觉器官的功能已初步完善，凡是在子宫内接受到的外界刺激均能以一种潜移默化的形式储存于大脑之中。胎教的音乐和诗歌朗诵，父母和胎儿进行的语言交流，以及经常轻拍孕妇腹部唤其乳名，天长日久胎儿便会铭记于脑中。出生后，新生儿哭闹时呼唤其乳名，与之谈话，新生儿会感到宫外环境并不那么陌生，而产生一种安全感，会很快安静下来。您不妨试一下，在新生儿醒着的时候，在他耳旁一定的距离，不让他看到您，轻轻地不断地叫他的名字，他的眼睛和头会慢慢地转向您，并亲热地看着您，脸上显出高兴的样子。如果一边是爸爸，一边是妈妈，同时叫他，多数新生儿喜欢妈妈的声音，会将头转向妈妈的方向。这就是上边所说的胎儿在子宫内听惯了妈妈声音的缘故。

新生儿的视力发展

人们从前一直认为新生儿不懂事，只会睡、活动、哭和吃奶。20世纪60年代中期以后，一位美国学者和一位荷兰学者通过研究证实了新生儿在安静觉醒状态下反应灵敏，喜欢看东西，特别是圆形、有鲜艳颜色的东西，如红球或有鲜明对比条纹的图片。新生儿还喜欢看人脸，如果大人戴上眼镜的话，就更能吸引他了。当人脸或红球移动时，他的目光甚至头都会追随。

1.新生儿看的本领

新生儿不但能看，而且还能记住所看的东西。如在新生儿的床头挂一个玩具，开始他看的时间长，以后看的时间会逐渐缩短。如果换一样新的东西，他又会重新表现出兴趣。这说明新生儿对已看过的玩具或图像有早期记忆的能力。

过去为什么不知道新生儿是能看见的呢？主要原因是不了解新生儿近视眼的特点，他们看东西的距离约20厘米，相当于妈妈抱孩子喂奶时妈妈脸和孩子脸之间的距离。新生儿调节视焦距能力差，所以要让孩子看清东西必须距眼睛20厘米左右，这种状态要持续三四个月。

2.用眼睛与宝宝交流

新生儿眨眼比成人少，天生就有凝视的能力。当他睁着一双大眼睛注视您时，好像带着很多的好奇来到世界上。和这样纯洁的小天使对视，妈妈会从中体验到无言的热切及精神上莫大的安慰。初为人母之时，妈妈可以与孩子在对视中相互交流，不断加深相互之间的认识并增进母子间真挚的爱。

新生儿触觉、味觉和嗅觉的发展

新生儿已经具备了视、听、触、味及嗅觉器官，他们能从外界接受各种感性刺激。同时，外来刺激的传入也是孩子大脑发育完善必不可少的条件之一。

其实当胎儿在妈妈温暖的子宫里就开始有了触觉。习惯于紧紧包裹在子宫内的胎儿，出生后喜欢紧贴着身体的温暖环境，喜欢紧贴着妈妈的身体。新生儿对不同的温度、湿度、物体的质地和疼痛都有触觉感受能力，尤为喜欢接触质地柔软的物体。嘴唇和手是触觉最灵敏的部位，这也是胎儿、新生儿喜欢吸吮手指的原因。

新生儿拥有良好的味觉感受。他们喜欢较甜的糖水，对甜度高的糖水吸吮力会变强，对于咸的、酸的、苦的液体会有不愉快的表情。

新生儿还能区别不同的气味。当他们闻到一种气味时，他们能转过头朝向发出气味的方向，这是对新气味有兴趣的表现。

读懂新生儿的哭声

刚出生的宝宝，不会用语言表达自己的需求，他的哭声往往是有特殊含义的，宝宝的哭声是和妈妈对话的特殊方式。一般说来，新生儿哭闹的原因有：

1.我饿了

俗话说"民以食为天"，小宝宝也不例外，饿了基本上是宝宝哭闹的主要原因。宝宝饿时发出的哭声带有乞求感，往往是由小变大，很有节奏，不急不缓。判断宝宝是否饥饿最有效的方法是妈妈把手放到宝宝的嘴边，如果宝宝迅速把头扭过去找妈妈的手，并伴有吸吮动作，这些都在告诉妈妈："我饿啦！"

2.我要妈妈抱

当妈妈长时间不在宝宝身边时，宝宝会通过哭来呼唤妈妈。这种情况的啼哭，宝宝常常是头部不停地左右扭转，哭声平和，带有颤音，当妈妈走到宝宝跟前时，啼哭就会停止，双眼盯着你，一副着急的样子。

3.我要换尿布

这也是新生儿哭闹的主要原因。想想就知道，宝宝的小屁屁湿湿的、黏黏的，刺激着宝宝娇嫩的肌肤，肯定会不舒服。宝宝小便通常发生在睡醒或者吃奶后，哭的时候会蹬踏小腿。而宝宝大便前肠蠕动会加快，宝宝会感觉不适，因此会两腿乱蹬。稍大一点儿的宝宝大便时妈妈会看到他涨红了脸，小手紧握，浑身用力，妈妈可以根据宝宝的表情及时判断出宝宝要大便。

4.我困了

通常情况下，刚出生的宝宝吃饱了就会睡着，不会哭闹。不过在特殊情况下，比如家里来人了，扰乱了宝宝正常的作息时间，这时候宝宝会发出阵发性的啼哭声。如果室内环境污浊、温度不适宜，宝宝也会哭闹而不肯入睡。因此，新妈妈要注意，不要过度刺激宝宝，给宝宝一个相对安静的空间，尽量养成规律的生活习惯，这样宝宝闹觉的情况就少很多。

5.我的肚子胀

新生儿胃肠发育不完全，出现腹胀也就是常见现象。小宝宝在吃奶的时候同时会把空气一起吞进去，会造成宝贝胃肠胀气。肚子里有气排不出来，宝贝自然就要哭闹。这时妈妈帮助宝宝拍拍嗝，宝宝舒服了就不会再哭闹了。

6.我好疼

不光是冷热不均会让宝宝哭闹，衣服大小不合适，过松过紧，衣服上的线头或是妈妈的头发缠住宝宝的手指、脚趾，都会引起宝宝哭闹。这种哭声比较尖厉、急促，这时应仔细检查被褥、衣服中有无异物，皮肤有无虫咬伤等。

7.我生病了

当妈妈满足了宝宝所有的生理要求，宝宝依旧哭闹不止，那么就要考虑孩子是不是生病了。最简单的方法是测体温，观察孩子是否发蔫，嘴唇是否发紫，呼吸是否困难，身上是否有红点等。一般出现这些生病的征兆，一定要去看医生。

新生儿的大便

"便便"是否正常，是宝宝健康与否的晴雨表。新生儿在出生后，头两三天大便可为均匀的黏性较强的墨绿色或棕色的胎便，这是胎儿在子宫内咽下的羊水及肠道脱落组织形成的。在出生两三天以后，大便可随食物的影响，先排混合样大便，即内有胎粪伴少许黄色奶瓣样大便，以后逐渐转成黄色便。

母乳喂养的宝宝，大便为金黄色且比较黏稠的糊状便，但开始时可为黄色稀便，或为蛋花汤样微带酸味的大便，有的有少量白色的奶瓣，每天排便次数多少不一，有时一天1～4次，有时一天5～6次，甚至更多些。母乳喂养的宝宝粪便含水分比人工喂养的宝宝要多，所以可在宝宝放屁时崩出少量黄色稀水样大便。这种情况要持续两三个月后才逐渐转成黄色黏稠的糊状便。

人工喂养的宝宝，大便呈淡黄色或土黄色，略带腐败样臭味，比吃母乳的孩子大便要干些，每日排便一两次，但量较多。

如果孩子的大便有以下情况，需要引起父母的注意：

粪便很稀且有臭味，同时伴有呕吐、不吃东西等异常情况。这种情况很有可能是新生儿腹泻。腹泻对新生儿的威胁很大，甚至可危及生命，不可耽误，要立即请医生诊断、治疗。

如果在新生儿的尿布上见到血，可能是消化系统有问题或是有其他疾病，这种情况也不能耽误，要及时去医院检查治疗。

如果粪便中有其他不正常的东西，父母无从判断，这时也要去医院检查，以免延误病情。

新生儿的小便

新生儿小便颜色一般为淡黄色，清亮。出生第一天的尿量较少，10

毫升～30毫升，出生后36小时之内都属正常。随着哺乳摄入水分，尿量会逐渐增加，每日可达10次以上，日总量可达100毫升～300毫升，满月前后可达250毫升～450毫升。

有少数新生儿出生后头几天的尿布呈现淡红色斑迹，这是由于尿中含尿酸盐较多所致，不需特殊处理，多喂些水即可。如尿为浓茶色可能为肝脏疾患，需到医院就诊。

冬天尿液发白都是正常的，是因为含钙物质遇冷形成的，父母无须担心。

宝宝夜哭怎么办

婴儿出生后的睡眠规律是逐渐形成的，大约到6～7个月时基本上与成人接近，婴儿夜哭是有原因的，了解了原因，爸爸妈妈方能轻松引导宝宝入睡，逐步培养良好的睡眠习惯。

1.找出夜哭原因

首先，家长可以排除各种生理因素，如饥饿或过饱，宝宝无法忍耐饥饿，饿了会哭，而过饱又会不舒服，只好再哭。还有被褥太厚，室温过低、过高，尿布湿了，睡卧姿势不舒服等，都会让宝宝用哭来反抗。

其次，分析一下宝宝是否有焦急情绪。家庭成员不和、新妈妈长期心理紧张、新爸爸对婴儿说话声音太大、环境过于嘈杂、没有及时得到妈妈的呵护等都可使婴儿情绪不稳定、心神焦急而造成半夜啼哭。

最后，从疾病方面考虑。红臀、肠绞痛、佝偻病及其他儿科疾病，如中耳炎、疝气等也会引起半夜啼哭。

2.对症处理宝宝夜哭

如果宝宝夜哭时哄了也无用，家长应考虑由疾病引起。因此，一旦发现宝宝异常，应及时让医生帮助检查，以进一步诊断并及早治疗。若宝宝肠绞痛，可抱起宝宝有规律地轻轻摇一摇，并轻柔地按摩一下小肚子，或用温毛巾放在宝宝胃部，以舒缓不适感。

有的婴儿半夜三更会突然惊醒，哭闹不安，表情异常紧张，这多与白天受到情绪刺激有关。爸爸妈妈白天应放松情绪，多抱抱或抚摸宝宝，给宝宝创造一个安静、舒适的居住环境等，睡前不做剧烈活动、不讲新故事，以免过度兴奋。

还有的宝宝白天运动不足，夜间会不肯入睡，哭闹不止，就应该考虑增加白天的活动量，这样晚上累了就能安静入睡。

如何给新生儿挑选衣物

1.新生儿衣服的选择

新生儿的皮肤娇嫩，所以衣服以柔软、宽大、易穿、易脱、舒适、不脱色的棉制品为宜，不要用化纤布料和质地较硬的布料。

棉衣用的棉花也要松软暖和，衣服的颜色宜取浅色，以利于发现脏物。上衣的式样以斜襟为好。衣服上束的带子不要扎得太紧，而且要束在衣服外面，不要直接束在皮肤上，以免擦伤。

新生儿的衣服不要和卫生球及樟脑放在一起，因为卫生球和樟脑可引起新生儿溶血，加重新生儿黄疸。

在临产前数天应将准备给新生儿穿的衣物置于日光下暴晒，去掉异味。挂在室外的尿布或衣物在使用前要检查有无小虫爬在上面，抖净后再用，防止宝宝被虫叮咬或小虫爬入身体内，引起严重后果。

2.新生儿被子的选择

新生儿的被子应轻、软、暖，不要过重过厚。过重影响孩子呼吸，过厚使孩子烦躁不安。冬天用棉被，夏天用毛巾被。如用热水袋在被子内加温，应待被子温暖后，在孩子入睡前取出。床褥要平整，弹力要适当，以免小儿俯卧时不易翻身，或引起脊柱弯曲。床褥上铺薄棉褥，用床单将床褥和棉褥包上，并经常更换。还可用棉花制作尿布垫，放于孩子臀下，以防尿液浸湿床褥。

被褥应用棉花做。婴儿不宜用羽绒被褥及电热毯，以免温度过高、碎毛被吸入鼻孔或发生意外。

新生儿需要枕枕头吗

在正常情况下，刚出生的婴儿是不需要使用枕头的，这是因为新生儿的脊柱是直的，没有成年人脊柱特有的生理弯曲。新生儿在平躺时，后背与后脑自然地处于同一平面上。如果给新生儿垫了过高的枕头，反而容易造成其脖颈弯曲，呼吸困难，以至于影响新生儿的正常生长发育。

当宝宝长到4～5个月时，颈椎开始出现向前的生理弯曲，这时可将毛巾对折一下给婴儿当作枕头。垫毛巾的时候要注意，毛巾应该垫在颈部和头部连接的地方，而不是头部。宝宝现在的颈部弱而无力，而头的后部较突出，如果垫在头后部，会在颈部形成一个弯度，使宝宝呼吸不畅。

当宝宝开始学爬、学坐时，他的胸椎开始出现向后的生理弯曲，同时其肩部也逐渐增宽。这时宝宝睡觉就应该垫上3厘米～4厘米厚的枕头。

如何给宝宝剪指甲

由于出生后的宝宝正是骨骼发育成长的高峰阶段，指甲长得特别快，1~2个月的宝宝的指甲以每天0.1毫米的速度生长，由于他们的指头很小，指甲很快就会超过指尖，如果不及时修剪过长的指甲，宝宝在用长指甲抓痒时，很容易划破皮肤，造成感染，所以出生两周左右，妈妈应给宝宝剪一次指甲，以后每周1次。

1.选择好时机

建议在宝宝熟睡时进行修剪，因为熟睡中的宝宝对外界敏感度大大降低，妈妈就可以放心进行修剪工作了。

2.剪指甲的正确方法

妈妈用左手的拇指和食指握住宝宝要剪指甲的手指，右手持指甲钳，先剪中间再修两头，因为这样会比较容易掌控修剪的长度，避免把边角剪得过深，不要紧贴到指甲尖处，以免剪伤宝宝的手指。

修剪过后可能会把指甲剪出尖角，务必把这些尖角再修剪圆滑。妈妈可用自己的手指肚沿宝宝的小指甲边摸一圈，进行一次检查，发现尖角及时清除。

另外，应及时发现并处理宝宝指甲边出现的肉刺，千万不能直接用手拔除，以免拉扯过多，伤及周围皮肤组织，应仔细用剪刀将肉刺齐根剪断。剪指甲时应按宝宝指甲的形状来剪，不要剪得太短，与手指端平齐就可以了，剪完后尽量将指甲边缘磨平滑，以避免划伤宝宝的皮肤。

如果在给宝宝剪指甲的过程中不慎伤了宝宝，妈妈要及时给宝宝止血消毒，止血可以用消毒纱布或棉球按压伤口，止血以后，再用碘酒消毒即可。

与剪指甲一样做法，脚指甲应1个月剪1次。

02 / 产科医生教你应对新生儿疾病

新生儿黄疸的鉴别

约有70%以上的新生儿可出现黄疸。黄疸发生的原因是由于胎儿在宫内经胎盘供氧，红细胞含量高，出生后肺呼吸建立，大量的红细胞遭到破坏，肝酶还未形成，新生儿肠蠕动相对慢，肝肠循环增加等。一般是在出生后两三天发生，4～6天达到高峰，出生后第10天黄疸开始消退，2周后基本退完。早产儿及纯母乳喂养儿退黄时间可延长至3周或更长，有个别婴儿可延迟到3个月。

1.生理性黄疸

出生后，新生儿建立自己的呼吸系统，体内的低氧环境得到改变，对红细胞的需求减少，于是大量的红细胞被破坏，分解产生胆红素，但是这时新生儿的肝功能还没有发育完善，酶系统发育不成熟，不能把过多的胆红素处理后排出体外，使得血液中的胆红素增多。就出现了生理性黄疸。

生理性黄疸发生于新生儿出生2～3天后，全身皮肤、眼睛、小便等会出现发黄，到出生第5～6天时，发黄最为明显的现象。

2.病理性黄疸

如果新生儿的黄疸出现的时间过早，黄疸的程度过重，或者在生理性黄疸减退后又重新出现，而且颜色加深，同时伴有其他症状，就可能是病理性黄疸。病理性黄疸一般均超过此值，可在出生后24小时内发生，黄疸可迅速加重，需及时治疗，防止发生核黄疸引起不良后果。

3.母乳性黄疸

母乳性黄疸既非生理性黄疸，也非病理性黄疸，是指有的全部由母乳喂养的新生儿在母乳中葡萄糖醛酸苷酶的作用下使小肠中重复吸收胆红素引起的黄疸。母乳性黄疸的诊断始自20世纪60年代，近年来随着母乳喂养率的提高，患此疾病的新生儿数量有所上升。本病发病机理尚未有定论且缺乏特异性诊断方法，主要是通过临床确诊。母乳性黄疸过高时也需要给予治疗。

新生儿湿疹的护理

新生儿比成人易患湿疹，还因为新生儿皮肤发育不完善，皮肤的角质层薄，毛细血管网丰富，内皮含水及氯化物较多，所以很容易发生变态反应，也就是平常所说的过敏反应。

新生儿湿疹的病因多与变态反应有关，主要原因可能是对异体蛋白过敏，如奶类，无论是牛乳还是母乳，均可引起新生儿过敏。易出皮疹的新生儿多数较肥胖，加之包裹得过严、天气炎热等因素均可加重新生儿湿疹的发生。

1.新生儿湿疹的预防

患有湿疹的宝宝最好避免使用浴液或洗发液等化学物质，应用清水洗脸、洗澡，保持皮肤清洁，同时避免宝宝抓搔患处，防止继发感染。

2. 新生儿湿疹的治疗

湿疹的治疗很简单，对有渗出结痂的地方，先用植物油（如花生油、豆油）煮开放凉后涂在患处，经一两小时后用温水洗去痂皮，再用0.5％的呋喃西林溶液湿敷15分钟，然后再涂上雷夫奴尔氧化锌软膏。经上述处理一两天后，待局部无渗出时可改涂治疗湿疹的药膏，如维生素B_6或地塞米松霜，每日一两次。一般经治疗7～10天湿疹可好转，但湿疹会经常反复，故应找出过敏原。早添加辅食，注意合理喂养，这样可减少湿疹的复发。也可采用中药（清热解毒类）治疗，外洗及口服同时进行，也能奏效。

新生儿"红屁股"的预防和处理

新生儿的皮肤薄嫩，尿布被大小便污染后，如不勤换尿布，大小便内含有的尿素经细菌分解可产生氨，刺激皮肤而发生"红屁股"，也就是尿布疹。如果尿布未洗净，上边沾有洗衣粉等碱性物质，或者使用不透气的尿布，尿布与皮肤摩擦等，都会使尿布疹加重。

治疗尿布疹的方法首先是勤换尿布。如果患儿已发生局部溃烂，应将其臀部洗净后涂少许消过毒的植物油，或0.5％的新霉素软膏。要避免用肥皂洗患处。尿布应采用透气好的细软的棉布，而且一定要洗净，勿用塑料布作为尿布。每次清洗臀部后，可在局部涂爽身粉、氧化锌油剂、鞣酸软膏等，保持局部干燥、清洁。此病预防胜于治疗，预防工作做得好，可防止尿布疹的发生。

新生儿脐炎

脐带是胎儿摄取营养、排泄废物的主要渠道。新生儿出生后，医生会为宝宝进行脐带结扎，剩下1厘米左右的脐带残端。正常情况下脐带残端会在宝宝出生后3～7天脱落。

1.脐炎的表现

宝宝脐部发炎后，轻者表现为脐带根部或脐带脱落后的创面发红，局部有脓性分泌物，有臭味，脐部及周围皮肤发红或有肿胀；重者可因细菌入侵组织引起腹壁蜂窝组织炎、腹膜炎、败血症等严重疾病。

2.脐炎的预防

脐带未脱落之前，用浓度为75%的酒精对脐带残端和周围进行消毒，每日上下午各一次，持续到脐带脱落、局部干燥为止。

宝宝大小便后要及时换尿布。尿布不要遮盖住宝宝的脐部，避免大小便污染脐部。

脐带快脱落时，局部可有少许血性分泌物，这属于正常现象，不必特殊处理。

3.脐炎的治疗

如已发生脐炎，或局部分泌物较多伴有臭味时应到医院就诊治疗。如脱落后脐部仍有少许分泌物持续不断，就要扒开脐部皮肤观察是否脐根有残留或肉芽增生，如形成脐芽应及时去医院处理。

新妈妈要随时观察宝宝脐部及脐围有无红肿、分泌物，一旦发现应及时处理。

新生儿发热

新生儿虽然已具有保持体温相对恒定的功能，但是由于体温调节中枢神经发育不完善，体内产热与散热的过程保持动态平衡较差，因此经常见到新生儿体温过高。

体温升高是新生儿时期常见的一种临床症状。正常新生儿的肛温为36.2℃～37.8℃，腋下温度较肛温稍低，为36℃～37℃，当温度超过此范围时即称"发热"。新生儿发热可分为非感染性和感染性两种。

1.非感染性发热

由于新生儿体温调节中枢发育不全，产热及散热易失去平衡，当散热与产热失去平衡，产热大于散热时，就会出现发热。

此外，新生儿对高热的耐受力较差。当喂养不当、水的摄入量不足、环境温度过高（如包得过严过厚）时，孩子的体温就会升高，出现烦躁、哭闹、全身皮肤潮红和尿少等症状。当体温超过40℃并持续较长时间时，不但可引起惊厥，还可产生永久性的脑损伤，造成神经系统后遗症。此病诊断为"捂热综合征"。

2.感染性发热

新生儿感染性发热是由细菌、病毒等感染所致，也可使体温升高，根据病情孩子的反应轻重不一。

3.新生儿发热的处理

对于此病的处理，应采取降低环境温度、治疗原发病、补充水分、物理降温等方法。要注意体温不宜降得过低，也不宜使用退热药。

新生儿肺炎

新生儿肺炎是呼吸道疾病，一般仅表现为状况较差、反应低下、哭声无力、拒奶、呛奶及口吐白沫等。所以，父母要仔细观察宝宝，只要发现情况不好，应想到有患肺炎的可能，立即带宝宝去医院救治。

新生儿肺炎分为吸入性肺炎和感染性肺炎。新生儿吸入性肺炎在早期新生儿中发病率较高，故不可粗心，应及时到医院就诊，以免延误了治疗。宝宝一旦患了肺炎，护理工作也很重要。

1.保持室内空气新鲜

太闷、太热对肺炎患儿都不好，会加重咳嗽，使痰液变稠，呼吸变得困难。地上应经常洒些水，使室内空气不要太干燥。

2.多给宝宝喂水

宝宝因发热、出汗、呼吸快而失去的水分较多，要多喂水，这样也可以使咽喉部湿润，使稠痰变稀，呼吸道通畅。另外，宝宝吃奶时会加重喘咳，应改用小勺或滴管慢慢地滴入，不要用奶瓶喂奶。

3.保持鼻腔通畅

注意宝宝鼻腔内有无干痂，如果有，要用棉签蘸水后轻轻取出，保持通畅。

新生儿硬肿症

新生儿硬肿症是指新生儿期发生的全身性或局部发冷，皮肤和皮下脂肪变硬，同时伴有水肿，手摸上去似橡皮样感觉的一种严重疾病。这种病在新生儿疾病中死亡率很高，可达30％～50％。

此病多发生在寒冷的季节，刚刚出生的新生儿，在保暖比较差的情况下，合并肺炎、窒息或其他感染性疾病时均可诱发新生儿硬肿症。另外，即使在炎热的夏天，早产儿也易发生此病。

对于新生儿硬肿症的预防，出生后的保暖十分重要，要注意不要使孩子的体温降得过低，分娩后要在2～4小时内让新生儿的体温升到36.5℃以上。早产儿也是如此，有条件时可将早产儿放进暖箱中升温；

无条件时可用热水袋使其体温升到36.5℃以上。足月儿如有并发症者也应尽量保暖，防止硬肿症的发生。

新生儿头皮血肿

新生儿出现头皮血肿一般有两种情况。

一种情况是胎儿在出生过程中，胎头受子宫口过度挤压而发生水肿，形成一个包顶在头上。这个包称之为"先锋头"或"产瘤"，属正常现象。两三天内可逐渐变小吸收，不需任何处理。

另一种情况是胎头在产道中受到过度挤压后头颅明显变形，骨与骨膜间发生迁移，造成血管破裂，骨膜下出血，形成血肿。这个血肿可大可小，与受挤压的程度及损伤血管的粗细有关。一般在出生后两三天，当头皮水肿吸收后血肿可逐渐增大，三四天后停止增大，触之有波动感。

头皮血肿除个别新生儿可加重黄疸及贫血外，一般无特殊症状，局部也无疼痛。血肿吸收较慢，需一两个月才能逐渐吸收机化（从边缘变硬，然后逐渐全部变硬）。为防止感染，千万不可用针抽血。在开始吸收机化时，血肿边缘高起，中间凹下，像个碟子，这不是头颅缺损，而是血肿机化的表现，不需就医，也不必做任何处理。

新生儿先天性斜颈

有的父母在宝宝出生后，发现宝宝平躺时总将头倾向同一侧，坐姿时头也固定转向一边，并且发现宝宝头颈部转动有困难时，那么，父母应该怀疑宝宝可能有先天性斜颈。

先天性肌性斜颈大多是因为出生时宝宝的颈部肌肉受到损伤所致，非正常分娩的如臀位产、剖宫产等的宝宝发病率较高。这种损伤多出现在胎位不正和产钳牵拉的情况下，而且损伤多是一侧，这样就使颈部两侧肉长度不等，力量不均，导致患儿的脖子偏向肌肉短缩的一侧。

患儿在出生数日后，可发现一侧颈部长有实性的、软骨样的圆形包块。患儿头总是偏于有包块的一侧，下巴指向对侧，头部的活动稍受限制。患儿颈部的包块可逐渐缩小至消退，但在这一侧颈部仍可摸到较硬的条索样物，此时头部的偏斜会更加显著。由于宝宝处于生长发育旺盛时期，各个器官都在不停地生长变化，这种偏斜的情况如果持续3～4周以上，就可能导致面部发育不平衡。

目前治疗方法有物理治疗及外科手术。头脸没有不对称、肌肉不太紧的患儿可先尝试物理治疗，包括按摩、热敷、运动等治疗。年龄也是考虑因素之一，部分宝宝随着成长，肌肉硬化程度会慢慢减轻。所以，如果宝宝的头脸对称性尚可，可先尝试物理治疗。

头脸部明显不对称、肌肉很紧的患儿应考虑外科手术。此外，经过一段时间的物理治疗仍无效、仍有明显硬化的颈部肌肉，也应手术。手术通常是把硬化的肌肉切开，使它不再妨害运动。手术后颈部大多能恢复正常运动，越早手术效果越好。太晚开刀，除了头脸变形外，术后还要再配合一些复健治疗才有较好的效果，手术后再复发的机会很小。

新生儿青紫

青紫是新生儿期常见的症状之一，刚刚出生的新生儿由于红细胞数目及血红蛋白含量较高，虽然断脐后已建立肺的呼吸，但有部分血红蛋白仍为还原型血红蛋白（即不携氧的血红蛋白），致使正常新生儿的指（趾）甲床及口唇呈现轻度发绀。心脏动脉导管与卵圆孔尚未关闭，保持着右至左的分流；肺未完全扩张，肺的换气功能不完善以及周围皮肤血流灌注不良也会导致新生儿青紫。

1.生理性青紫

分娩时先露部位受压，面、臀部或肢体部位等均可出现青紫。压迫了面部，头面部可呈现关公脸，即青紫伴皮下瘀血；压迫了臀部，局部可伴水肿及青紫。此种青紫除局部症状外，其他部位正常，这些为生理性的。

2.中心性青紫

此种青紫是由心肺疾病引起的氧饱和度和氧分压降低所致。肺源性青紫包括新生儿窒息、呼吸道先天性畸形、肺透明膜病、肺膨胀不全、肺炎、气胸、持续胎儿循环等。心源性青紫包括右向左分流的先天性心脏病，如法鲁氏四联症、大血管转位、左心发育不良综合征、肺动脉狭窄等。

3.周围性青紫

由于血液通过周围循环毛细血管时，血流速度缓慢，组织耗氧量增加，而致局部还原血红蛋白量增多，如全身性疾病硬肿症、红细胞增多症等均使血液黏稠或浓缩，血流变慢出现表皮青紫。

4.其他原因引起的青紫

低血糖、低血钙引起的继发性呼吸暂停及中枢神经系统疾患所致的呼吸中枢衰竭均可引起青紫。异常血红蛋白增多，如遗传性高铁血红蛋白血症也可引起青紫。

对于新生儿的青紫，一旦发现应立即处理，找出病因，对症治疗，尽快使青紫消除。如为分娩时受压局部的青紫可不必治疗，数天后会自行吸收痊愈。

新生儿呕吐

呕吐是新生儿期常见的一种现象。新生儿吃奶后，奶经过食道进入胃，在胃内消化吸收，再进入肠道排泄。由于新生儿贲门的肌肉发育不完善，关闭不严，所以当喂奶时，如奶量过多或同时吸进空气，奶后换尿布、变换体位等，奶就会漾出来，孩子口角处流出少量的奶水，这种现象叫"溢奶"。孩子并没有不适的感觉，也不影响孩子的生长，只要精心护理，奶量适当，喂奶后抱直轻拍其背部，使之打嗝后放在床上，或抬高头取侧位，经过一段时间后，倒放的胃逐渐竖立，溢奶现象就会好转，不需任何处理。

吐奶则不同，它是一种病态。吐奶前孩子往往有不适的表现，如面部表情痛苦、躁动不安等。由于引起呕吐的原因很多，家长要注意观察呕吐的方式、时间、内容物等，以及对诊断有重要意义的各种现象，并及时向医生说清楚。

新生儿呕吐分为一般性呕吐和喷射性呕吐。一般性呕吐，吐奶量可多可少，呕吐的力量不是很大，是常见的一种呕吐方式。喷射性呕吐，呕吐时力量很大，内容物可从口鼻一起喷出。这种呕吐易呛入气道而引起窒息或吸入性肺炎，也易引起水、电解质和酸碱平衡失调，较长时间的呕吐可导致营养不良，造成孩子的生长发育迟缓。

如果新生儿出生后一喂奶便吐，同时伴有青紫，口中不断吐白沫，就要考虑食道畸形的可能；新生儿吃奶后过一段时间呕吐，应考虑是否存在胃扭转、幽门痉挛、肠旋转不良、肠道闭锁以及无肛门等现象。需治疗原发病后才有可能纠正呕吐现象。

另外，还有一种呕吐，也是早期新生儿最常见的一种呕吐，即出生后一两天内孩子频繁地呕吐，吐物多为白色黏液或带少许咖啡样物。最常见的原因为咽下羊水或血迹所致，称之为"咽下羊水综合征"。也有部分新生儿因胎粪黏稠、排泄延迟而引起呕吐。出现以上两种呕吐症状可根据医生的诊断进行相应治疗。

新生儿腹泻与便秘

新生儿在出生后头两三天大便可为均匀的黏性较强的墨绿色或棕色的胎便，这是胎儿在子宫内咽下的羊水及肠道脱落组织形成的。出生两三天以后，大便可随食物的影响，先排混合样大便，即内有胎粪伴少许黄色奶瓣样大便，以后逐渐转成黄色便。

母乳喂养的孩子，大便为金黄色且比较黏稠的糊状便，但开始时可为黄色稀便，或为蛋花汤样微带酸味的大便。母乳喂养的孩子粪便含水分比单纯牛乳喂养者要多，可在孩子放屁时崩出少量黄色稀水样大便。这种情况要持续两三个月后才逐渐转成黄色黏稠的糊状便；人工喂养儿，也就是单纯牛乳喂养儿，大便呈淡黄色，略带腐败样臭味，比吃母乳的孩子大便要干硬，每日排便一两次，但量较多。

1.腹泻的诊断与治疗

正常新生儿一天可排大便五六次。喂母乳的孩子大便次数一天可达六七次，甚至更多，但孩子体重增长正常，也无其他不良反应，不应认为是腹泻。只有在孩子大便次数和水分均较多，同时孩子生长缓慢或体重下降伴有脱水时，才诊断为腹泻。

治疗腹泻主要是对症治疗。因喂养不当、消化不良所致的新生儿腹泻（表现为绿便，水和大便分开）应调整喂养方式，适当控制饮食，加服乳酶生、胃酶合剂等助消化药。有细菌感染的孩子（表现为稀便，一会儿变成绿色）要加用抗生素，但抗生素不要与乳酶生合用，以免作用相互抵消而影响疗效。有脱水者要到医院输液治疗，以防止引起严重后果。

2.便秘的诊断与治疗

如果新生儿几天才排一次大便，大便既干又硬；排大便时孩子哭闹、费力；大便表面带有鲜血（是因为肛门破裂所致）；大便掉在盆中可发出当当的响声，即为便秘。

新生儿便秘，如果是因消化道畸形所致，应到医院就诊，治疗原发病。但大多数新生儿为喂养不当所致，有些家长怕孩子吃不饱、长得慢，不按配方奶与水的比例去冲调，让孩子吃浓度高的配方奶，结果由于冲奶不当、水分缺少而引起了孩子的便秘。

大便太干了处理的方法是：或两次喂奶之间多喂水，按奶粉比例冲调，便秘的症状就可缓解。用生理盐水或开塞露灌肠通便也可解决暂时性排便困难。

新生儿腹胀

腹胀也是新生儿期常见的病症之一。腹胀严重时，膈肌运动受限，肺活量减少，胸腹腔内血液循环受到障碍。因此，任何原因所引起的腹胀不能加以解除时，都会使疾病变得严重和复杂。腹胀的原因很多，并常与呕吐相伴行，应引起父母的重视。

1.生理性腹胀

新生儿以腹式呼吸为主，消化道产气较多，肠管平滑肌及腹壁横纹肌薄弱，张力较低，在喂奶后常有轻度到中度的腹部膨隆。这就是家长经常见到的一种，为生理性腹胀，不影响孩子的生长发育。这种腹胀一般摸起来腹壁是柔软的，无压痛，触不到异常包块。此种腹胀不需任何处理，随着胃的排空会自行消失。

2.肠麻痹性腹胀

由于感染，缺氧（如窒息后），循环衰竭，水、电解质的紊乱，使用了某种药物致使肠蠕动减慢甚或消失，引起全腹胀气，腹壁可见到浅静脉曲张，触摸时患儿有痛苦的表情，叩诊有鼓音，常为各种严重疾病的晚期并发症。应积极治疗原发病，在医生指导下进行胃肠减压，使用促进肠蠕动的药物。

3.机械性肠梗阻所致的腹胀

有些新生儿由于胎粪黏稠造成了肠梗阻，或是由于先天性发育障碍、肠套叠、嵌顿疝而致梗阻性腹胀。对于此种腹胀可自行治疗，如胎粪黏稠性的梗阻使用液状石蜡油等清洁灌肠，排出大量粪便后可使症状消失，但肠套叠、嵌顿疝等疾病要到医院处理。

除生理性腹胀外，其他几种腹胀均会伴有呕吐，故应参考呕吐情况加以分析，不要误诊，呕吐同时伴有腹胀时一定要及时就诊。

新生儿溶血病

新生儿溶血病是指母婴血型不合引起的溶血（红细胞被破坏、溶解），其中ABO溶血最为常见。刚出生的孩子，全身皮肤为粉白色，但过了一两天后小脸渐渐黄了，而且脸黄还越来越严重。除了脸黄加重外，全身皮肤及白眼球也变黄了，这就是黄疸。在新生儿期大部分孩子都可能出现黄疸，而溶血症是最常见的一种原因。

1.新生儿溶血病的原因

新生儿溶血病是指由于母子血型不合，母亲体内产生与胎儿血型抗原不配的血型抗体，这种抗体通过胎盘进入到胎儿体内引起同族免疫性溶血，常见Rh血型系统和ABO血型系统的血型不合。

2.新生儿溶血病的症状

患有新生儿溶血病的新生儿可在出生后24小时内出现黄疸，而且进行性加重，同时还可表现为吃奶无力、面色苍黄、口唇发白。ABO血型不合的新生儿多于出生后第二天出现黄疸，4～5天达高峰，以中度黄疸为主，少数为重度黄疸。Rh血型不合的新生儿多于24小时内出现黄疸，2～3天达高峰，多为重度黄疸。

新生儿还伴有不同程度的贫血，溶血严重者出现呼吸心跳加快、肝脏肿大、全身水肿及心力衰竭症状。

新生儿也可发生核黄疸，即间接胆红素进入脑膜和脑细胞结合所形成的不可逆的脑损伤。

3.溶血症的预防

孕期诊断为血型不合溶血病者，在24周、30周、33周各进行10天的综合治疗，以提高胎儿抵抗力，减少新生儿胆红素脑病的发生。

女性怀孕后，夫妻双方均应化验血型，如母亲为O型，父亲为A型或B型，新生儿出生后24～72小时内应密切注意有无贫血、黄疸、尿酱油样。出现上述症状马上就诊治疗；如果母亲有过死胎、流产的历史，或生过有严重黄疸的宝宝，在妊娠26周后应到妇产科做血型、G6PD测定等检查，到有条件的医院分娩以及时处理新生儿溶血症；病情严重者行换血治疗及光疗，可使病儿转危为安。

胎儿娩出立即断脐，减少抗体进入宝宝体内；保留脐带，以备严重溶血病患儿换血用。孕前被查出血型抗体效价高者可在孕前先进行中药治疗来降低抗体。

4.溶血症的治疗

光照疗法是治疗新生儿黄疸最简便有效的方法，它的优点是退黄疸快，副作用少；药物治疗黄疸较严重患儿可反复多次光照疗法，同时加用药物治疗；绝大多数ABO溶血病的宝宝不需要换血，经积极治疗后效果良好。

比较少见而且病情非常严重的一种溶血是妈妈为Rh因子（血细胞上的一种物质）阴性，而父亲为Rh因子阳性，孩子的血与父亲相同，孩子出生后或在子宫内即发生严重的溶血。为挽救此种病人，需到有条件的大医院换血治疗。换血必须采用Rh因子阴性的血去替换，才有可能保住患儿生命。

新生儿红细胞增多症

刚刚出生的孩子，面色应为粉红色。但有个别的新生儿面色为紫红色，好似关公的脸。这种孩子除外观多血貌外，往往还伴有嗜睡、吸吮无力、易激惹、呕吐、震颤、惊跳，同时伴有呼吸困难、青紫，吸氧后也不能缓解。查血时会发现患儿血红蛋白大于或等于220克/升，红细胞压积（1升血中红细胞总数量）大于或等于66%，这种病即"红细胞增多症"。

1.红细胞增多症的病因

此病的病因主要有：胎儿宫内缺氧导致红细胞生成过多、母—胎输血（妈妈的血液输给胎儿）或胎—胎输血（为双胎，一个孩子的血输给另一个孩子，造成一个血多，一个贫血）、脐带结扎延迟、过期产儿、妈妈患有妊娠高血压综合征或糖尿病。新生儿本身的病变也可引起此病，如甲状腺功能亢进、先天性肾上腺皮质增生等。

此病的病理改变是由于红细胞的增加，血液黏滞度增高，使血流速度减慢，从而氧的转运减少，致使组织缺血缺氧、酸中毒，继而引起多脏器功能障碍，导致相应部位的后遗症。此病有症状者导致的神经系统伤残及发育迟缓的发病率较高，故应引起重视。

2.红细胞增多症的治疗

对于此病的治疗，无症状者，加强观察无须特殊治疗；症状明显者，可采用稀释血液或部分换血疗法，即将新鲜冰冻血浆或5％的白蛋白输入，以交换出等量的高黏稠血液。换血量一般为15毫升～30毫升/千克，要求将患儿的红细胞压积降到60％以下。另外就是对症处理，如止惊、纠正酸中毒、给强心药等。对那些血容量增多而导致心衰的患儿可采用放血疗法，放血量约为血容量的10％，这样也可以纠正心衰。对那些症状较轻的患儿可采用生理盐水、血浆及低分子右旋糖酐稀释血液，均可改善临床症状。

新生儿贫血

红细胞过多时孩子脸似关公，不正常；红细胞过少时孩子面色苍白，也不正常。在新生儿的血红蛋白低于145克/升（14.5克/分升）时，称为"新生儿贫血"。

新生儿贫血的原因很多，如胎盘异常引起双胎的胎—胎之间失血和胎儿—胎盘之间失血；前置胎盘、胎盘早剥、产程中失血多致新生儿出生时已显贫血；头颅巨大血肿、颅内出血或内脏出血；因反复化验抽血所致的医源性失血；早产儿、未成熟儿红细胞再生能力不足和半衰期短、维生素E缺乏和含铁不足等，主要是各种原因引起的失血和溶血。失血又取决于失血的量和失血时间的长短，足月儿急性失血量达到血容量的20%～25%时（血容量约为85毫升/千克），即可产生苍白、呼吸浅速、血压下降等，需紧急处理，做出正确的诊断，以便挽救生命，减少后遗症。给予输血治疗，防止失血性休克的发生，输血以分次进行为宜。

另外要提及的是，对于那些重度贫血的小儿，要避免其剧烈哭闹，以免引起心衰，必要时给予吸氧，并严密观察脉搏、呼吸和血压等早期休克症状。还要保持室内空气新鲜，防止交叉感染。

新生儿败血症

细菌侵入新生儿体内，并在血中繁殖，医学上称这种病为"新生儿败血症"。在血液中繁殖的细菌，又可随着血液循环被送到全身各处，所到之处均可引起局部发炎。例如，细菌随血液进入胸腔后可引起胸膜炎，到了肺脏可引起肺炎、肺脓肿，侵入脑可引起脑膜炎或脑脓肿，到了肝脏可引起肝脓肿等。

由于每个新生儿个体发育成熟及防御能力有差异，其临床表现也不尽相同，细菌入侵可有体温升高、面色苍白、腹胀、呼吸窘迫等较严重的症状。新生儿中枢神经系统受到侵害的可有烦躁、易激惹、发惊甚至抽风等症状。也可使本来已经消退的黄疸退而复现。皮下可见出血点，心音低钝，心率快，呼吸困难或不规则，肝脾肿大，进行性贫血，少数严重病例可并发休克、硬肿症或弥散性血管内凝血。

一旦确认是败血症，即应全程足量地、系统地治疗，疗程一般为三四周。另一些反应较差的孩子，如早产儿、低体重儿，也可只是精神反应稍弱、面色苍白、皮肤发花、体温仅在37.5℃或体温正常、体重减轻或持续在一个水平、吸吮无力或拒乳、呕吐、哭声低弱、少动呈软弱无力状、皮肤呈黄绿色。对这种病人就要提高警惕，因为新生儿败血症的后果与诊断早晚、治疗是否及时、选药是否恰当等因素密切相关。未经治疗者多数难免于死亡，早诊断早治疗者大多可以治愈。

新生儿佝偻病

新生儿佝偻病与大孩子一样，也是由于钙、磷和维生素D缺乏而发生的。患有此病的孩子一出生就表现为前囟增大，往往大于2.5厘米×2.5厘米，矢状缝增宽，前后囟增大相连，侧囟门不闭（出生后侧囟门应已闭合），顶骨、枕骨呈乒乓球感，囟门边缘软，吸气时胸骨柄下凹，呈现漏斗胸。日龄较大者在肋骨软骨端可触及圆形突起，称之为"串珠"，还可见方颅，孩子易哭闹、烦躁、睡眠少（俗称夜哭郎），同时伴有多汗、发惊等。

当早产、多胎、妈妈又未注意孕期补钙时，其分娩的新生儿就会发生先天性佝偻病，即一出生就表现出佝偻病的症状。还有的新生儿因为其他病症不能进食，靠静脉输液补充营养，或长期使用利尿剂而引起佝偻病。

新生儿佝偻病的诊断并不难，关键是治疗。维生素D的治疗量为每日2000～4000单位，同时服用钙剂，一个月后改为预防量。对于先天性佝偻病的预防，应从妈妈妊娠期开始，按照医嘱服用维生素D。新生儿出生后2周开始继续服用维生素D400单位/天，早产儿加倍，这样可以防止佝偻病的发生。

新生儿泪囊炎

妈妈对孩子的观察是非常仔细的，即使一根睫毛在孩子的眼睑膜上，妈妈也会很快发现并想办法取出。当孩子的眼睛总是泪汪汪的，还经常伴有分泌物时，许多家长会误认为孩子患的是眼病、结膜炎等，其实很可能是患了新生儿眼部常见病——泪囊炎。泪囊炎一般表现为慢性和急性两种，而以慢性最常见，原因是致病能力强的细菌，如链球菌或混合肺炎链球菌等感染所致。

1.泪囊炎产生的原因

新生儿泪囊炎的病因是由于鼻泪管下端开口处的残膜在发育过程中不退缩，或因开口处为上皮碎屑所堵塞，造成鼻泪管不通。因为在正常情况下，鼻子、眼睛、嘴都是相通的，所以当一个人在哭时，不但会流泪，还会有鼻涕流出。当鼻泪管不通时，正常分泌的湿润眼球的泪液不能进入鼻泪管，而含在眼睑中，因此眼睛看上去总是泪汪汪的。当泪液和细菌积存在泪囊中而引起炎症时，即是泪囊炎。患儿多在出生后1～7天或稍后的时间内发病。

2.泪囊炎的临床表现

泪囊炎的临床表现就是溢泪、有少许黏液脓性分泌物，泪囊局部稍隆起，内眦部皮肤有时充血或出现湿疹，压迫泪囊区有黏液或黏液脓性分泌物溢出。此病有时可误诊为新生儿化脓性结膜炎，两者的主要区别是化脓性结膜炎一般发生在出生后两三天，结膜重度充血，而泪囊炎很少发生在出生后6周以内，结膜充血也极轻。

3.泪囊炎的治疗

给新生儿擦拭分泌物时应将指甲剪去磨平，以防损伤新生儿皮肤。

一旦发现宝宝经常流泪、结膜充血及眼屎增多等症状，应及时就诊。

在新生儿泪囊炎初期，可用拇指按摩宝宝泪囊区，并向鼻泪管方向推压4～5次，每日2～3次。可减轻宝宝泪囊炎症状。

2个月以上的宝宝必须去医院进行泪道冲洗。

4个月大的宝宝仍然未能痊愈者，需进行泪道探通手术。

03／新生儿护理宜与忌

不要给新生儿戴手套和脚套

有的家长怕孩子的手指甲划伤小脸，又不敢剪去过长的指甲，就给新生儿戴上手套。可是有不少人也听说戴手套对孩子不好，到底是戴好，还是不戴好？

孩子智力的早期开发，与手部的运动密切相关，如长时间戴手套，孩子的手被束缚在手套中，会影响其智力发展。

不要给新生儿剃满月头

1.给婴儿剃满月头无科学依据

相传婴儿剃个满月头，用剃头刀刮尽胎发，可以使以后的头发增多、变粗。这种说法没有科学根据，是不正确的。露出皮肤表面的毛发叫"毛干"，埋在皮肤里面的叫"毛根"，毛干和毛根都是已经角化了的、没有生命活力的物质。唯独位于毛根下端、真皮深处的毛球，内含毛角质细胞，才具有生长毛发的能力。所以，不管是剃、刮、修剪，甚至拔除，去除的都只是已经角化了的、没有生命活力的那一部分毛发，根本影响不了头发的生长，婴儿剃满月头不可能改变头发的数量。而且婴儿头皮嫩，用未经消毒的剃刀剃发，容易刮伤皮肤，引起细菌感染，发炎化脓。农村中的小儿黄癣，俗称"癞痢头"，很大一部分是这样感染的。如果改剃为剪，不损伤皮肤，婴儿也就减少了患这种疾病的可能性。

2.剃满月头要选择专业机构

现在有一些母婴服务机构可以为新生儿提供剃满月头的服务，并可以把孩子的头发制成各种纪念品，很受父母的欢迎。选择这样的专业服务，好处是经验丰富，剃头的时间短，孩子不会有什么不舒服的感觉。需要注意的是一定要选择有资质、口碑好的机构，可以多向有孩子的同事、朋友了解。理发师上门服务时一定要要求他认真消毒理发工具，以免交叉感染，最好是使用一次性的理发工具。另外，还要注意理发师的健康情况，感冒、咳嗽或有皮肤病时不要让其上门服务，以防传染新生儿。

新生儿忌开灯睡觉

不少父母认为，宝宝怕黑，要给他在床头留一盏灯，这看来似乎很温馨的画面，实际上却蕴含了不健康的生活习惯。

1.影响宝宝睡眠

日出而作、日落而息是自然赋予我们的法则，按自然规律生活，人则表现出规律的生理节奏，形成自己的生物钟。夜里长时间处于人工光源的照射，婴儿不能正常地体验昼明夜暗的自然规律，生物钟就会受到干扰，导致睡眠时间缩短、睡眠深度变浅、易于惊醒等问题的发生。

2.影响宝宝视力发育

机体的新陈代谢和生理机制也会受到影响，时间久了有可能导致某些疾病的发生，比如长时间在灯光下睡觉会影响婴儿视力的正常发育。熄灯睡觉能使人的眼睛获得充分休息，长时间在灯光下睡觉，光线对眼睛的刺激会持续不断，眼肌长期处于疲劳状态，眼睛得不到充分休息，极易对婴儿的视网膜造成损害，影响其功能的正常发育。

新生儿忌睡电热毯

入冬后，尤其是南方的家庭，有的父母唯恐把孩子冻坏了，晚上也让孩子睡在电热毯上，这样做对他们是不利的。因为孩子的新陈代谢旺盛，夜间入睡后会略微出点汗，如果被窝中的自然温度由于用电热毯后迅速升高，孩子不仅感到燥热不安、入睡不实，而且新陈代谢加速，出汗更多，而被窝内外的温度又悬殊，一旦手脚伸出被外或踢被子后极易因受寒而患感冒。另外，被窝里温度升高，而室内的温度依然很低，即里热外寒，外面的冷空气对孩子娇嫩的呼吸道黏膜刺激加强，易引起黏膜干燥，出现鼻出血、口干舌燥、咽干疼痛、双眼发红及分泌物多等，即通常所说孩子有内热或上火了。因此，给孩子睡电热毯是造成孩子反复感冒或上火的一个诱发因素，不利于正常的生长发育。也有因睡后忘记关上电热毯开关而发生导电或火灾者，宜引以为戒。

新生儿忌睡软床

新生儿除了吃奶，大部分的时间是在睡觉，所以婴儿床成了婴儿必

不可少的用品之一。父母应给新生儿选择既舒适、安全，又利于其健康
的婴儿睡床。

1.睡软床会影响新生儿身体发育

新生儿身体各器官都在迅速发育成长，尤其是骨骼生长更快。新
生儿骨骼中含有无机盐较少，有机酸较多，因此具有柔软、弹性大、不
容易骨折的特点，但他们的脊柱的骨质较软，周围的肌肉、韧带也很软
弱，可是臀部重量较大，会将沙发弹簧床压得凹陷，使得其无论是仰卧
或侧卧，脊柱都处于不正常的弯曲状态，久之会形成胸廓下陷或使脊柱
和肢体骨骼发生弯曲或变形，出现驼背、漏斗胸等畸形。这不仅影响孩
子的体形美，而且更重要的是妨碍内脏器官的正常发育，对他们的危害
极大。

2.睡软床会造成脊柱畸形

国外有关专家对500多例婴幼儿睡各种床的实验表明，婴幼儿长
期睡在软床或弹簧床上，由于翻身的习惯弯曲脊柱而发生脊柱畸形占
60%左右；睡在木板床或砖搭睡炕，脊柱畸形只占5%左右。所以，奉
劝父母不要给新生儿睡软床。一般来说，睡木板床、竹床、棕绷床都
可以。

忌用洗衣粉洗尿布

洗衣粉属人工合成的化学洗涤剂，其主要成分是烷基苯磺酸钠（简称ABS）。在日常生活中，有些父母用它来洗涤孩子尿布，这是不科学的，对孩子身体有害。

洗衣粉中所含的ABS是一种有毒的化合物，对孩子细嫩的皮肤有明显的刺激。有人调查发现，使用洗衣粉洗涤尿布时，由于漂洗不彻底，每块尿布上ABS的残留量平均达15毫克。孩子皮肤细嫩，接触尿布上的ABS残留物后，不仅可引起过敏反应，而且还会出现胆囊扩大和白细胞升高等症状。调查结果表明，ABS对肝脏等器官发育不全的孩子危害尤为严重。所以，家长在给孩子洗涤尿布时不宜用洗衣粉，应用温和的肥皂水浸洗，以除去污渍。最后把洗干净的尿布用开水烫后，再放在阳光下晒干。

新生儿忌滥用爽身粉

给新生儿洗澡后用些爽身粉可使身体滑腻清爽，十分舒服，但是如果长期使用，对他们的健康危害较大。因为爽身粉中含有一定量的滑石粉，在给新生儿扑爽身粉时，他们吸入的少量粉末可由气管的自卫机能排出体外，但是，如果长期使用，新生儿吸入过多的滑石粉后，可将气管表层的正常分泌物吸干，破坏气管纤毛的功能；严重者可造成气管阻塞，表现为咳嗽不止，甚至喘憋。

1.涂抹爽身粉时要谨慎

使用时勿使粉末乱飞；使用后应立即将爽身粉收拾好并妥善保存；避免在有风的地方给孩子扑爽身粉，以防飞扬的粉末被其吸入气管内。

2.每次用量不宜过多

天气热时，许多妈妈发现宝宝流汗，就为宝宝扑爽身粉。这是不正确的。爽身粉中含有滑石粉，宝宝少量吸入尚可由气管的自卫机能排出；如吸入过多，滑石粉会将气管表层的分泌物吸干，破坏气管纤毛的功能，甚至导致气管阻塞。而且，一旦发生问题，目前尚无对症治疗方法，只能使用类固醇药物来减轻症状。

3.不要与成人用的混同

婴儿使用的爽身粉（夏季可用痱子粉）不要与成人用的混同，宜选购专供儿童使用的爽身粉。

4.女宝宝避免使用在私处

最好不要将爽身粉扑在大腿内侧、外阴部、下腹部等处，以免粉尘通过外阴进入阴道深处，影响宝宝健康。

另外，爽身粉使用后应该将盒盖盖紧并妥善收好，不要让宝宝当成玩具，也要避免在较大宝宝面前为小宝宝敷用爽身粉，以免他们模仿。

忌随便亲吻新生儿

不少人见到活泼可爱的孩子，总爱抱起来用嘴去亲孩子的脸或嘴，以此表示自己的喜爱。实际上，这种表示方法是很不卫生的。

1.亲吻容易使宝宝患上传染病

新生儿刚刚出生，从宫内来到宫外的28天是人生中最脆弱的一个时期，阻止病菌扩散能力很差。在亲吻宝宝时，大人很可能把自己口腔里带有的病菌、病毒，尤其是经呼吸道传播的病毒、病菌传给宝宝，使宝宝染上结核、脑膜炎、感冒等传染病。此外，经常亲吻宝宝的嘴，还会使宝宝口水增多，影响消化功能。

在走亲访友时，要格外留神，尽量避免他人随意亲吻宝宝，为了宝宝的健康，家长不妨学着"婉拒"亲吻这样的示好方式。

2.妈妈亲吻宝宝要注意方法

正常情况下，妈妈与宝宝进行肌肤接触对宝宝是有利的，但在亲吻宝宝时，力度要轻柔，轻轻碰触即可，因为宝宝的皮肤非常娇嫩，很容易被大力亲吻弄伤；妈妈患有传染性疾病时最好不要亲吻宝宝；妈妈如果化妆了也不要亲吻宝宝，以免化学物质损害宝宝娇嫩的皮肤；妈妈患口腔和肠胃疾病时不要亲吻宝宝。

另外，宝宝刚出生时，口腔里的黏液可以不擦，因为宝宝口腔黏膜非常薄嫩，很容易受伤，可能引发口腔感染。

不要忽视新生儿身上的怪味

1.新生儿身体的怪味要重视

新生儿身上任何细微的变化都难以从妈妈的眼前滑过。但是，有一种奇怪的现象却往往被妈妈忽视，这就是有些新生儿身上散发出一些奇怪的味道，如烂白菜味、脚汗味、猫尿味等。有些妈妈对这些怪味来源认识不清，往往忽视新生儿身上的怪味。其实，这些怪味是从新生儿身上散发出来的，是患有某些先天性代谢疾病的信号。

2.怪味是先天性代谢疾病的信号

先天性代谢疾病与遗传有关，基因发生突变，导致某些酶或结构蛋白的缺陷，使体内氨基酸或有机酸代谢障碍，产生异常代谢产物，堆积在婴儿身体内，并通过汗、尿排出，散发出各种怪味。例如，枫糖尿症可散发出枫糖味、烧焦糖味、咖啡味；苯丙酮尿症可散发出猫尿味；蛋氨酸吸收不良症可散发出啤酒花烘烤气味；高蛋氨酸症可散发出煮白菜味或腐败黄油味；焦谷氨酸血症可散发出脚汗味。这些代谢病最后都可导致孩子发育障碍及痴呆。

新生儿生病很难早期发现，因为他们不会像大孩子一样向父母诉说自己的不舒服，因而父母只有仔细观察才能发现。如果孩子进食、睡眠情况突然发生变化，则应怀疑他是否有病了。首先要做的是给孩子试体温，虽然有时生病不一定发热，但发热仍是生病的一个重要征兆。但千万记住，最重要的不是体温升高多少，而是孩子的精神状况如何。一个体温正常的孩子，如果无精打采、嗜睡、拒食少饮，那么，比一个眼睛亮晶晶、什么都能吃的体温升高的孩子可能病得更严重，更应及早请医生诊治。

忌给新生儿用安抚奶嘴

有的年轻妈妈为了不让孩子哭闹，常常把安抚奶嘴塞进孩子的嘴里，久而久之孩子形成了习惯，一刻也不离地吸着奶嘴不放。这种办法很不好，应该尽量避免。

首先，吸空奶嘴会将大量空气吸进胃肠道，引起腹胀、吃奶不好等一系列消化道症状；其次，长期吸奶嘴会引起条件反射，促进消化腺分泌，等宝宝真正吃奶需要消化液时却分泌不够，从而影响食物的消化吸收；再次，常常吸安抚奶嘴，由于空奶头不卫生可带入一些致病菌，引起霉菌性口腔炎等；最后，新生儿不停地吸奶嘴可影响未来牙齿的发育，使前牙排列不齐，这不仅影响乳牙的生长，也可导致以后的恒牙排列不齐。

宝宝服药前后忌喂奶

宝宝服药前后忌喂奶的原因如下：

服药前，家长不给病婴喂奶或饮水，使病儿处在半饥饿状态，可防止恶心、呕吐，同时，也便于将药咽下。

婴儿服药后不马上给婴儿喂奶，是为了避免发生恶心、呕吐。婴儿将药咽下后，可继续喂温开水20毫升～30毫升，将口腔及食管内积存的药物送入胃内。

另外，给宝宝喂药时要将其头和上身托起，不要让宝宝平躺着。躺着吃药，药容易滞留在食管里，刺激并损伤食管内壁，有时还会延缓药物的吸收，影响治疗效果。